「呼吸力」でマイナス5歳

見た目も中身も若返る超シンプル健康法

池袋大谷クリニック院長
大谷義夫

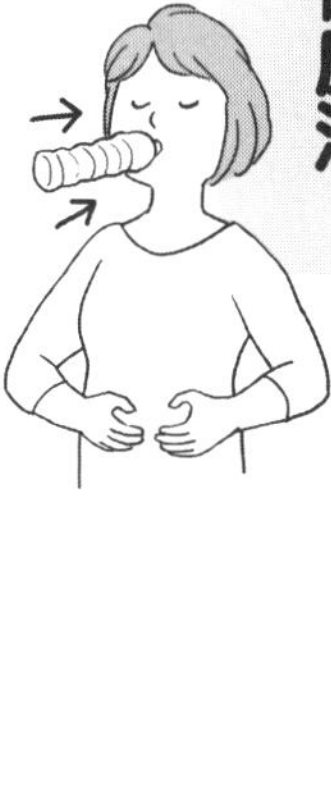

毎日新聞出版

――はじめに――

いつまでも若々しい人は、「呼吸力」がすごい！

歩くのが速い人は老化が進まない

最近、「なんだか息苦しくて…」と、呼吸器内科を受診する人が増えています。

まだ若く、特に持病もない人の場合、多くは姿勢が悪いのです。

「肺」は、心臓のように自力で動いているのではありません。肺は胸郭という空間に収まっていて、そのまわりにある呼吸筋が動くことによって胸郭を動かし、膨らんだりしぼんだりしているのです。

姿勢が悪いと、呼吸筋が圧迫されてうまく動きません。これは、肺年齢をいっきに老化させる原因にもなります。

なんと、30～40代で息苦しさを感じる人の肺年齢を調べると、70～80代の数値が出ることも珍しくありません。

また、「息苦しい」と感じる女性や運動不足の人に多いのが、猫背のうえにおなかがぽっこりと出ている体形です。

「太ってきた」「ダイエットしなくては」とご本人は思っているかもしれませんが、ぽっこりおなかの主な要因は姿勢の悪さです。そのままでは呼吸筋がよく動かず、浅い呼吸となって代謝が低下します。

悪い姿勢と浅い呼吸が続いていたら、食事を抜いてつらいダイエットをしても筋力が落ちるばかりで、さらにぽっこりおなかとなって、悪循環に陥ります。

実は、肺機能は20代前半でピークを迎え、放っておいたら確実に衰えていくことがわかっています。このため、いつもと同じ呼吸をしているつもりでも、その質は年々低下して、からだに代謝の悪さや免疫力の低下をもたらします。

すると、息苦しさだけでなく、「疲れやすい」「風邪をひきやすく治りにくい」「冬バテ・春バテ・夏バテ・秋バテ」「ぽっこりおなかや背中の脂肪が気になる」「顔色がくすみ、老けて見える」「運動しても効果が上がらない」「冷え」「肩こり」「便秘」「胃もたれ」といった症状が起こります。

こんな異変を感じたら、今すぐ「呼吸力」を意識して、これまでの姿勢と呼吸を見直してみてください。

呼吸や姿勢は、長年の習慣からできあがっているものです。毎日無意識に行ってきたものだからこそ、意識しないとつい、「背中を丸めて」「浅い呼吸」になってしまいます。

しかし「将来的な病気予防のために呼吸を変えましょう」と言われても、なかなかモチベーションが上がりません。

そこで、まずは、

「いつまでも、すらりとまっすぐな姿勢を保つ」

「大股でさっそうと歩く」

ということを目標にしてみませんか。

ピンと背筋が伸びた姿勢と、さっそうとした歩き方は、肺だけでなく全身の若さの象徴です。

歩くのが速い人で、老化が進んでいる人はいません。もちろん、大股でサッサッと歩く人は、おなかも引き締まっているはずです。

これらの人たちは、みんなすぐれた「呼吸力」を持っているのです。

呼吸力で老化を防止。ぽっこりおなかも改善

呼吸は、全身の細胞に酸素を送りこむ大切な筋肉運動。よい呼吸は健康のもとであるだけでなく、「肌の若々しさ（美容）」「筋力の維持」「心の安定」にも大きく影響しています。

姿勢をよくすると、呼吸がしやすくなります。

血流がよくなり、全身に酸素が行きわたります。すると、代謝がよくなり、冷えが改善します。

息切れや呼吸困難も起こしにくくなります。

浅い呼吸が深い呼吸に変わると、副交感神経が優位となり、イライラやパニックを

起こしにくくなります。

顔色がよくなるので、それだけでも若く見えるというものです。

また、よい呼吸は血圧や血糖値をコントロールするためにも、欠かせない要素です。これまで食事を改善したり、ウオーキングをしたりしても、なかなか健康効果が出なかった人も、より効果が出やすくなるでしょう。

自律神経が整うため、病気になりにくくなります。

季節の変わり目に多い「気象病」も、自律神経が影響するのですから、予防と改善には「呼吸力」が重要です。

さらに、「呼吸力」を維持することで、老化現象としてあきらめてしまいがちな病気や不調も改善し、健康と若さを取り戻すことができるのです。

50代から忍び寄り、現代人の重大な死因となる「誤嚥《ごえん》性肺炎」、アレルギー疾患かつストレス病の一つといえる「ぜんそく」、健康寿命を縮める「ＣＯＰＤ（慢性閉塞《まんせいへいそく》性肺疾患《せいはいしっかん》）」。これらの呼吸器疾患だけでなく、よい呼吸は動脈硬化を防ぎ、心血管障害や脳卒中の予防にもなります。

また、数年前から話題になっている「サルコペニア」（加齢性筋肉減少症候群）になると、老化とともに筋力が衰え、「階段が上れない」「ペットボトルのふたが開けられない」などの支障が出てきます。これも呼吸力を付けることが予防になるのです。

本書をまとめるにあたり、呼吸のための姿勢と歩き方アドバイスの部分は、ウオーキング・スペシャリストのＭＩＺＵＫＩ先生にご指導をいただきました。

人生１００年時代をずっと元気で、若々しく生きるために、呼吸器の専門医、呼吸オタクを自任する私といっしょに、「呼吸力で人生を変える」方法をマスターしましょう。

こんな人は呼吸力が低下しやすい

- □ 猫背で姿勢が悪い
- □ 口呼吸している
- □ 筋力が弱く、ぽっこりおなか体形
- □ うつむいてトボトボ歩く習慣
- □ 1日のうち座っている時間が長い（運動不足）
- □ 会話の頻度が少ない
- □ 声がかすれる
- □ いびきや無呼吸がある
- □ アルコールを毎日たくさん飲む
- □ 揚げ物、こってりしたものが好き
- □ 緑黄色野菜をあまり食べない

□　たばこを吸っている
□　血圧が高い
□　胸やけがある（胃酸の逆流）

いかがでしたか？　これらは、呼吸力だけでなく、飲みこみ力やせき反射など、呼吸とのどの機能全般に関係する「イエローサイン」です。これらの行動や現象がどんな問題につながっているのか、次ページの解説をまずお読みください。

あてはまる項目の多い人は、すでに「息苦しい」「むせる」「せきが長引く」などが始まっているかもしれません。毎日の呼吸、食事、運動の改善を急ぎましょう。

解説は
次のページへ

気になるリスクを解決して、呼吸力を取り戻そう

のどトレや生活習慣の改善、適切な治療で、呼吸とのどの機能は回復します。今すぐ、気になるページをチェックしてください。

- □ 猫背で姿勢が悪い
- □ 口呼吸している
- □ 筋力が弱く、ぽっこりおなか体形
- □ うつむいてトボトボ歩く習慣

↓呼吸が浅くなり、呼吸筋がうまく動かないために、肺の機能が低下してしまいます。24ページへ

- □ 1日のうち座っている時間が長い（運動不足）

↓1日6時間以上座っている人は、がんやCOPD（慢性閉塞性肺疾患）

などで早死にするリスクが高いというデータがあります。36、45ページへ

□会話の頻度が少ない
↓のどを使わないと筋肉が衰え、誤嚥性肺炎を招きやすくなります。93ページへ

□声がかすれる
↓息を吐く力が低下していて、声が出ていない危険があります。95ページへ

□いびきや無呼吸がある
↓のどの筋肉が弱ると、SAS（睡眠時無呼吸症候群）を引き起こします。100ページへ

□ アルコールを毎日たくさん飲む
↓お酒の飲み過ぎは逆流性食道炎を引き起こし、ぜんそくや誤嚥性肺炎のリスク。96ページへ

□ 揚げ物、こってりしたものが好き
□ 緑黄色野菜をあまり食べない
↓何をどのように食べるかということも、肺機能やCOPDリスクに影響します。64ページへ

□ たばこを吸っている
↓たばこは肺年齢を確実に老化させます。108ページへ

□ 血圧が高い
↓動脈硬化からラクナ梗塞を起こしやすく、誤嚥性肺炎のリスクが上が

ります。86ページへ

□ 胸やけがある（胃酸の逆流）
↓逆流性食道炎から、ぜんそく悪化や誤嚥性肺炎が起きやすくなります。
96ページへ

目次

第2章

「呼吸力」で病気を防いで、カラダを老化から守る！

第３章

冬春夏秋、「呼吸力」をアップする暮らし方

第4章

「呼吸力」で自律神経を整えれば、心もカラダもずっと老けない

第1章

「呼吸力」で
基礎代謝を上げて、
ぽっこりおなかを
引き締める！

「猫背呼吸」「口呼吸」「多すぎ呼吸」の怖い弊害

人は1分間に約15回、1日に約2万回の呼吸を繰り返しています。

それによって、体にエネルギーとして必要な酸素を体に取りこみ、細胞から生じた二酸化炭素を排出する「ガス交換(換気)」を行っています。

このガス交換、一生ではおよそ6億回にも及びます。

毎回、しっかり吸って吐くという「深い呼吸」ができていれば、いくつになっても体内の隅々まで酸素が行き渡るのです。

ところが、近年は「浅い呼吸」の人が急増しているのです。

その原因を細かくみていくと「猫背呼吸」「口呼吸」「多すぎ呼吸」の三つが考えられます。

最近、急激に増えている「猫背呼吸」には、スマートフォンを見るときの巻き肩といわれる姿勢が大きく影響していると考えています。

肺を動かしているのは、「呼吸筋」と呼ばれる筋肉です。全部で20種類以上あり、肋骨の間にある「外肋間筋」と「内肋間筋」、胸と腹の間にある「横隔膜」などが特に重要な働きをしています。

また、腹部を引き締めている「腹横筋」や、背中を支える「僧帽筋」「脊柱起立筋」なども呼吸筋の一部です。よい呼吸は、これらの筋肉が柔軟でよく動くことで行えるのです。

浅い呼吸で換気量は約半分に

ところが、肩が前に出て前屈みになる猫背の姿勢になると、肺が圧迫されるので横隔膜など呼吸筋の動きが悪くなります。

息を大きく吸ったり吐いたりすることができないので、呼吸は浅くなります。

浅い呼吸は体に取りこめる空気量が減り、酸素と二酸化炭素を交換する「換気量」が減ってしまいます。

1回の呼吸でできる換気量は、安静時で500ミリリットル。それが浅い呼吸だと半分の250ミリリットルまで減ってしまうと考えられます。

これでは、血行も悪くなりますし、基礎代謝も下がります。**おなかや首、背中まわりの筋肉がたるむ要因になるのです。**

深い呼吸では、腹横筋や腹斜筋などの呼吸補助筋が収縮して腹圧が高まり、横隔膜が上がって空気を吐き出します。呼吸が浅いとうまく空気が吐き出せず、次に充分吸うこともできなくなり、浅い呼吸が続きます。

「口呼吸」は換気量が激減し、病気の原因になる

鼻炎などで鼻が詰まっているために、一時的に口呼吸になってしまう場合もあるでしょう。

もしかすると「口から吸うほうがたくさん空気が入って呼吸が楽になる」と思って、苦しいときはあえて口呼吸をしている人もいるかもしれません。

これは全くの誤解です。

鼻呼吸のほうが、上気道が広がり、深く吸えるのです。どんなに大きな口を開けて空気を吸いこんでも、口から吸ったのでは正しい鼻呼吸より換気量は少なく、どんど

よい姿勢とよい呼吸で、
肺機能も体形も若返る

- 姿勢をよくして「口すぼめ呼吸」を1回1～2分。1日に何度も行いましょう。
- 特に呼気（吐く息）をしっかり行うことで腹横筋などおなかの筋肉が鍛えられ、便秘解消にも役立ちます。

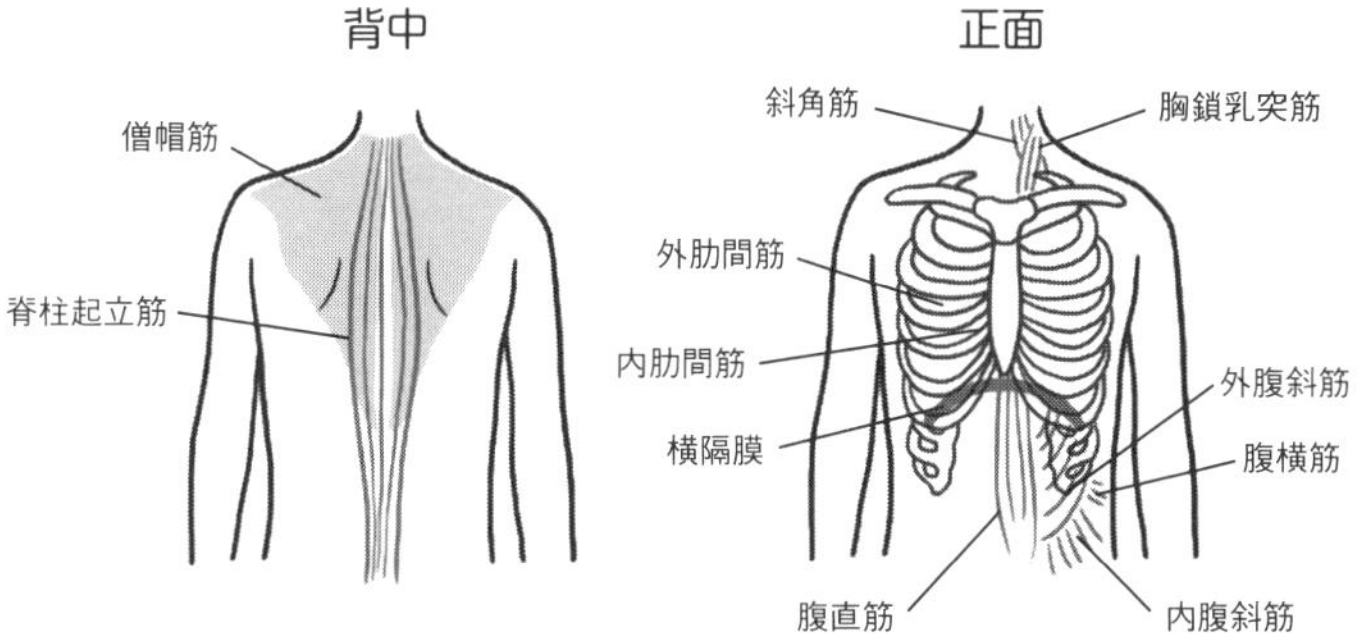

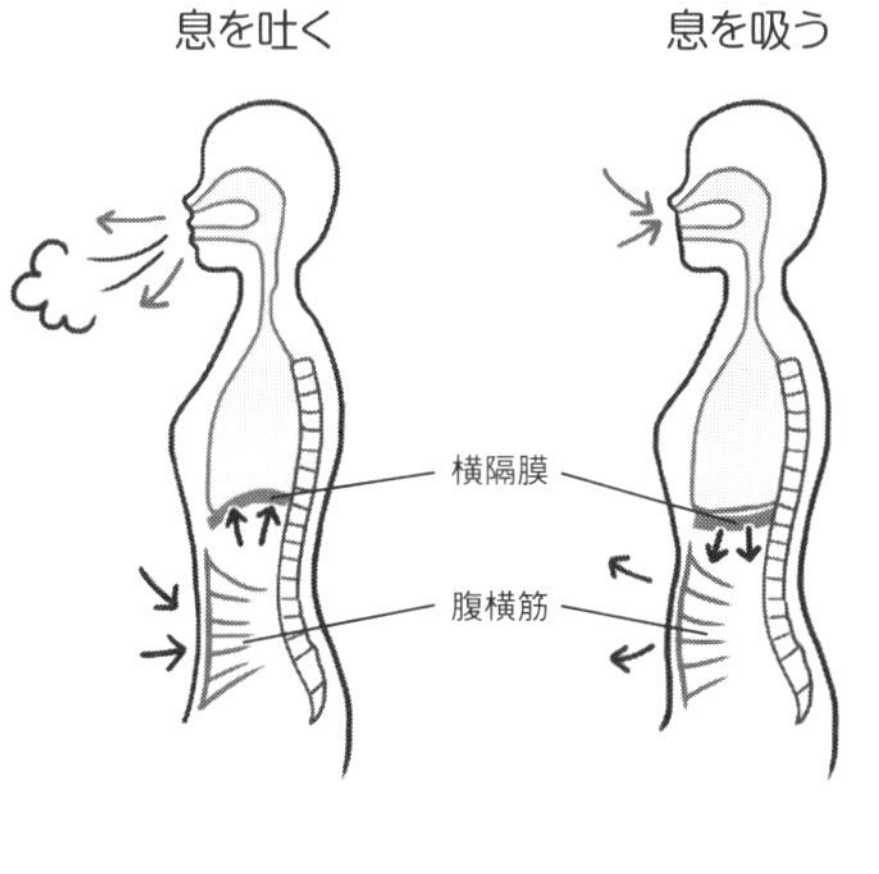

ん苦しくなってしまいます。

また、鼻毛は異物やウイルスをキャッチして、体内への侵入を防ぎます。のどの細胞には線毛というものが付いていて、それが入りこんだウイルスを捕まえ、たんにして外に押し出しています。

ところが口呼吸では、呼吸が浅くなるだけでなく、ウイルスがのどに入りやすくなります。

浅い呼吸の繰り返しで肺や気管支を取り巻く「呼吸筋」が衰えているため、せき反射といってせきで異物やウイルスを吐き出す力も弱まってしまうのです。

口呼吸は、口臭や虫歯、歯周病の原因です。また、口の中が乾燥してのどの線毛の活動が低下し、異物やウイルスを排除できなくなり、感染症の原因になります。

悪い呼吸は連鎖し、呼吸力を低下させる

「猫背呼吸」「口呼吸」「多すぎ呼吸」の三つは連鎖しています。つまり、猫背で口呼吸をしていると「浅い呼吸」になり、そのため呼吸回数が増える「多すぎ呼吸」にな

ります。

1回の呼吸でペットボトル1本分の息を吸いたいのに、その半分しか吸えないのだから、ゆるい酸欠がずっと続いているようなものです。

酸素が足りないので疲れやすく、呼吸はもっと弱く浅くなるという悪循環に陥ります。

体は呼吸回数を増やすために交感神経が優位となり、ガチガチの緊張状態。

血行が悪くなって冷えやだるさの原因になります。

基礎代謝も下がって、おなかや首、背中回りの筋肉がたるむ要因になるのです。これが呼吸力の低下であり、さまざまな不調の原因となってしまう危険な状態なのです。

姿勢と呼吸で、脂肪の代謝をスムーズに！

よい呼吸をマスターするために、まず、「吐く」をていねいに行ってみましょう。

背中をすっと立てて気道の通りをよくし、鼻呼吸で2秒で吸い4秒かけて口から吐いてください。立っていても、座っていてもこの数字が基本です。うまくできたら、6秒、7秒、8秒と長く長く吐いてみてください。おなか、背中の筋肉がしっかり使われているのがわかるでしょう。

充分に吐くと、自然に空気が入ってきます。

無理に吸おうとせず、ていねいに吐ききるのがコツです。吐ききったら人間は吸う行為を行います。

どうしてもゆっくり吐くのが難しいという人に、私は「口すぼめ呼吸」をすすめています。キスをするように口をすぼめて、細く長く、ゆっくり吐くのです。

このようにして呼吸筋をしっかり使うことで、肺活量がアップし、肺機能の衰えを防ぐことにつながります。

呼吸筋ストレッチ
1日2分で続けよう！

息を吐ききるときに呼吸筋の力が必要になるため、ストレッチを続けることで筋力が鍛えられます（モデルは40ページから登場しているMIZUKI先生）。

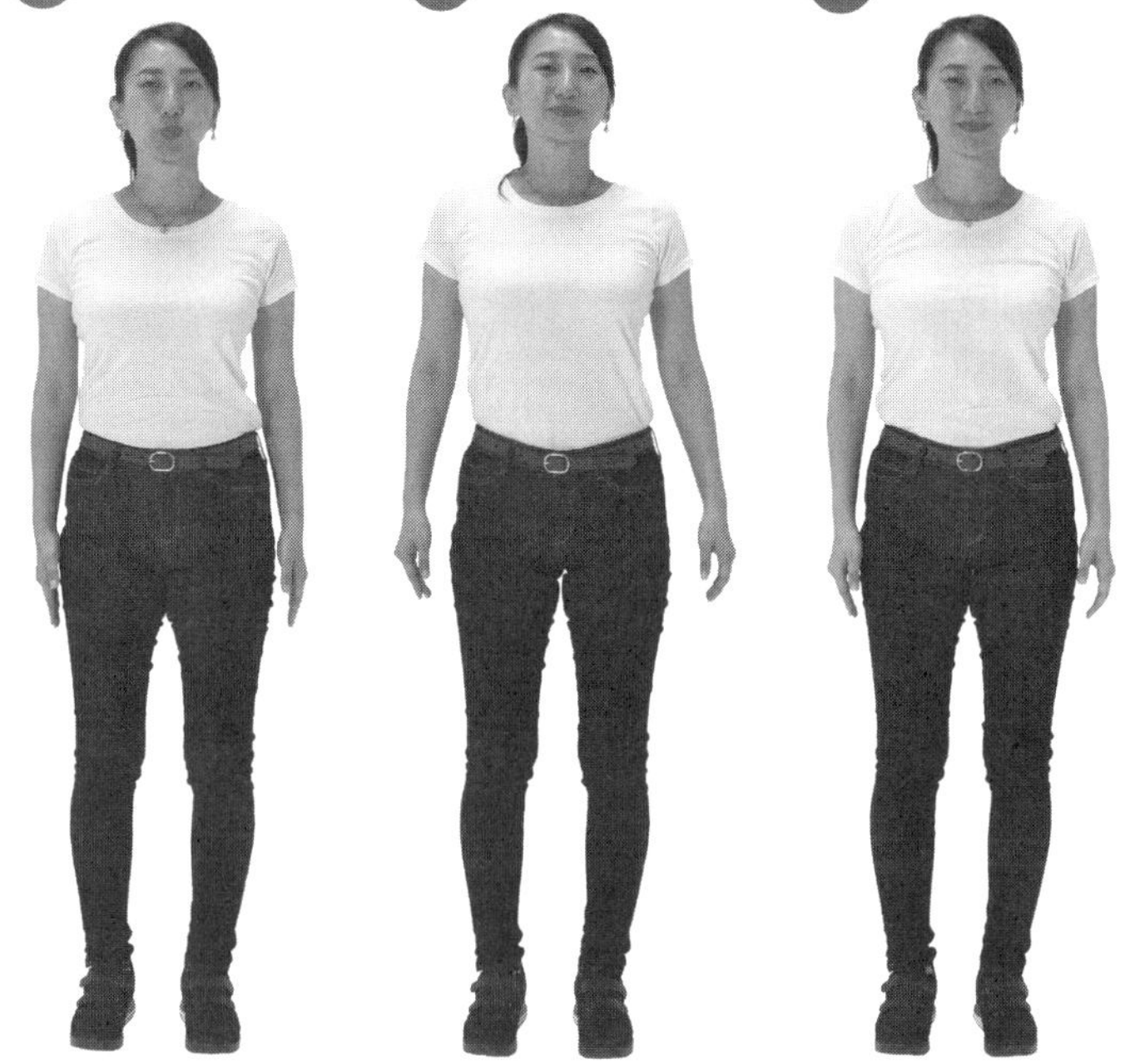

❶ 両足を肩幅に開き、背筋を伸ばしてゆったり立つ

❷ 鼻から息をゆっくり吸いながら、両肩をゆっくり上げる

❸ 吸いきったら、「口すぼめ呼吸」でゆっくり吐きながら両肩をおろす

参考：日本呼吸管理学会・日本呼吸器学会・日本理学療法士協会の呼吸リハビリテーションマニュアル

すると**基礎代謝が上がってやせやすい体になり、血液循環がよくなることで手足の冷えが改善し、頭痛や肩こりも解消できるでしょう。**便秘やむくみの解消にもつながり、体も心もリラックス。まさにいいことずくめです。

猫背が直ると人生が変わる

姿勢をよくして口すぼめ呼吸をする——。

実に簡単なのですが、これは毎日続けることにこそ意義があります。

背中をしっかり立てるためには、肩甲骨のまわりの筋肉が必要です。この筋肉がないと背中を支えるのはつらいもの。そのため、**長年、猫背が習慣になっている人は、背中を丸くしているほうが楽に感じてしまいます。**

よい姿勢を習慣にするには、しばらくの期間、トレーニングが必要かもしれません。**背中を立て、おなかを意識して引き締めるようにしながら、1回に1～2分の口すぼめ呼吸を数回行ってみてください。**

呼吸筋がしっかり付いてくると、むしろ猫背は気分が悪いものです。背中をしっかかり立てているほうが、呼吸も姿勢も楽になってきます。

スマホは、背筋を伸ばして手を顔の位置にまで上げ、操作することをおすすめします。猫背だけでなく、首やあごのたるみを予防します。

呼吸力を付けると、どんなよいことがある？

◎肺機能が高まって、風邪をひきにくく治りやすくなる
◎代謝がよくなり、エネルギー消費が高まる。やせやすい
◎腹筋がよく働き、便秘が解消する
◎血液の流れがよくなり、むくみにくくなる。肩こり、緊張性頭痛を改善
◎歩く速度、身のこなしが楽になる
◎全身がリラックスしてうつ病などの心のトラブルを予防できる
◎日中の行動が活発になり、睡眠が深くなる

ぽっこりおなかは「サルコペニア」の始まり?

サルコペニアは日本語でいうと「加齢性筋肉減少症候群」。要するに、年齢とともに筋肉量が減り、筋力が落ちることをいいます。

「階段を上がる途中で息が切れ、手すりをつかまらないとつらい」
「片足立ちで靴下がはけない」
「ペットボトルのふたが開けにくくなった」

このような生活上の不便な状況が生じてきます。

筋肉の中でも、骨を支え動かしている「骨格筋」が弱って、自分の体を支えられなくなるのです。

立ったり座ったり、段差を上ったり、落ちているものを拾ったりというしぐさがしだいにきつくなり、転倒や骨折もしやすくなります。

骨粗しょう症や変形性関節症ともあわせて、高齢期に体を自分で動かせなくなる問題を、「ロコモティブシンドローム(運動器障害)」といいます。

車イス生活や寝たきりなどにつながっていくため、「高齢者になって起こる怖い病気」と思われがちですが、サルコペニアはもっと若い世代から真剣に向き合わないといけない問題です。

なぜなら、肺機能と同じように、筋肉量のピークは20代。それから先は、生活の仕方によっては低下していくばかりだからです。

特に女性はもともとの筋肉量が男性より少ないうえに、運動しない人が多いのが現状。30〜40代でも、油断していると筋肉がやせ始め、サルコペニアの危険性があります。

サルコペニアは、呼吸器の生活習慣病であるCOPD（慢性閉塞性肺疾患）と、共通した要因を持っています。

COPD（chronic obstructive pulmonary disease）とは、従来、慢性気管支炎や肺気腫と呼ばれてきた病気の総称のこと。たばこの煙を主とする有害物質を長期に吸入曝露することで生じた肺の炎症性疾患で、喫煙習慣を背景に中高年に多く発症する生活習慣病です。

COPDを起こして肺機能が低下した人は、息切れするため生活活動がしにくくなり、筋力が低下してサルコペニアになりやすくなります。

一方、**筋力が低下すると、肺を動かす呼吸筋の働きが悪くなり、肺機能が低下してしまう**のです。

いくつになっても、肺機能を低下させず、筋力低下も起こさないというのは、若々しい体のための必須条件です。

そこで、どうしてもはずせないのが、「呼吸力」です。

呼吸を変えることで「猫背」と「ぽっこりおなか」は解消できるのです。

食事によるダイエットは、筋肉量も減らしてしまうので危険です。

40代半ばを過ぎたら、やせることを目指すのではなく、背骨をまっすぐ立てていられるように、体幹筋をしっかり付けることが必要です。

体幹がすっきりすると、ぽっこりおなかは解消します。体幹筋を付け、ぽっこりおなかを解消し、さらにはサルコペニアも予防できるのです。

呼吸がよくなるとやせやすい理由

もう一つ、ぽっこりおなかが呼吸と姿勢で改善しやすい理由は、基礎代謝の変化にあります。

「年齢とともに代謝が悪くなり、やせにくくなる」とよくいわれますが、この**「代謝」には、呼吸が大きく関わっています。**

横になって寝ているときも、人は呼吸し、内臓を動かし、血液を循環させて生命維持のためにエネルギーを使っています。これが「基礎代謝」です。

50〜60代の男性では約1350キロカロリー、同じく女性では1170キロカロリーが1日の基礎代謝量です。

実は、1日の消費エネルギーの7割は、基礎代謝に使われているのです。ずいぶん多いですね。

そこで、しっかりと「深い呼吸」で体に充分な酸素を吸いこむと、酸素と二酸化炭素の交換量が増え、脂肪がエネルギーとして燃焼しやすくなります。

そして血行がよくなり、内臓の働きも活性化します。

これが、基礎代謝アップの基本です。

毎日の呼吸の仕方を変えることで体は変わり、特別な運動をしなくても、脂肪が分解されやすくなるのです。

呼吸は1分間に平均15回、1日2万回、一生では6億回もしているのです。きつい運動をたまにするより、呼吸を変えましょう。

とくに、女性は更年期に入る頃から、脂肪代謝を促してきたエストロゲンが減少し、若い頃よりやせにくくなります。だからこそ、代謝をよくするためにもまず姿勢をよくして呼吸力を付けるほうがよいのです。

「呼吸力＋歩き方」で、ウオーキング効果がぐんとアップ

呼吸力を上げる姿勢は「骨盤を立てる」こと

腹筋や背筋など、胴体にある筋肉を「体幹筋」といいます。

「体幹筋」とは、体（体躯）の中心部全体を支え、動かしている筋肉群のこと。「立つ」「座る」「歩く」という基本的な行動は、体幹筋がしっかりしてこそスムーズな動きとなるのです。

そして、その中の20種類以上の筋肉が、呼吸に使われている呼吸筋です。

呼吸筋のほとんどは、姿勢を整える筋肉でもあります。

そこで、正しい姿勢でいるとよい呼吸ができるし、よい呼吸ができるようになると、姿勢もよくなります。

よい姿勢を保つためには、筋肉のサポートが必要なため、おなかのぜい肉が引き締まってくるのです。

よい呼吸のための、よい姿勢と歩き方とはどのようなものなのでしょうか。

ウオーキングの専門家のＭＩＺＵＫＩ先生は、

「いつでも、**骨盤を立てていることが大切**です」

と言います。

人の背骨は、横から見るとゆるいＳ字カーブを描いており、骨盤もやや前傾した状態になっています。

「骨盤を立てる」とは、この自然な状態をキープすることなのです。

この状態なら、横隔膜が圧迫されないので、肺の動きもよくなり、よい呼吸ができます。

ＭＩＺＵＫＩ先生も、かつて過度なストレスや不眠症により激太りをしたそうです。でも、一念発起をして姿勢と呼吸の改善に取り組み、ウオーキングメソッドにより体重が15キロ減！　いつも10歳以上、若く見られるようになったと言います。

次のページからの「立ち方」「歩き方」「座り方」は、そんなＭＩＺＵＫＩ先生が日々行っているもので、呼吸力をつけるには最適の方法です。

この機会にぜひ、「呼吸力」を身につけて、健康的に若返っていきましょう。

胸を開き、骨盤を立てて「立つ」

自分ではまっすぐに立っているつもりでも、少し背中が丸くなっていたり、逆に胸を張りすぎて、背中が反ってしまうこともあります。どちらも、呼吸がしにくく、足腰に痛みの出る立ち方です。

基本となる立ち方を見つけるには、まずまっすぐに腕を上げて「バンザイ」のポーズをとり、そのまま腕をストンと落としてみてください。このとき、同時に軽く背伸びをしてもよいでしょう。かかとからゆっくり降りてください。

このように立つと、重心がしっかり体の中心を通っていて、前後左右のバランスがとれています。胸を開き、骨盤は立っている状態です。

ふだん猫背ぎみの人にとっては、かなり胸を張っているように感じるかもしれませんが、この立ち方なら確かに横隔膜がよく動き、よい呼吸ができるでしょう。

靴のかかとの高さによっても、体の重心は変わります。姿勢が崩れたかな？　と思ったら、そのつど、この方法で基本姿勢を確認してみてください。

肩の力を抜き、体のコリをほぐすのにも役立ちます。

立ち方の基本姿勢

❶

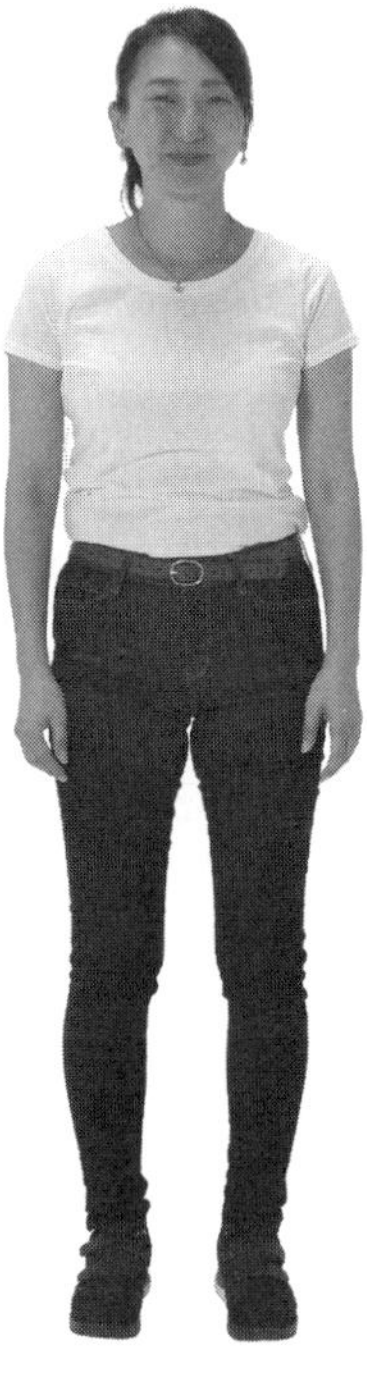

足を少し開き、つま先を平行にして立つ

❷

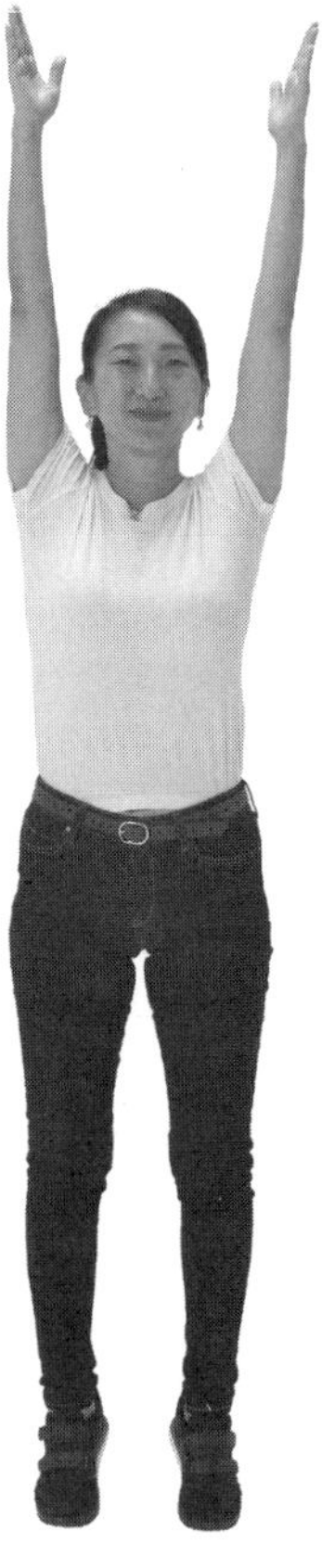

両腕を耳のところでまっすぐに上げる（かかとを上げて背伸びをする）

③

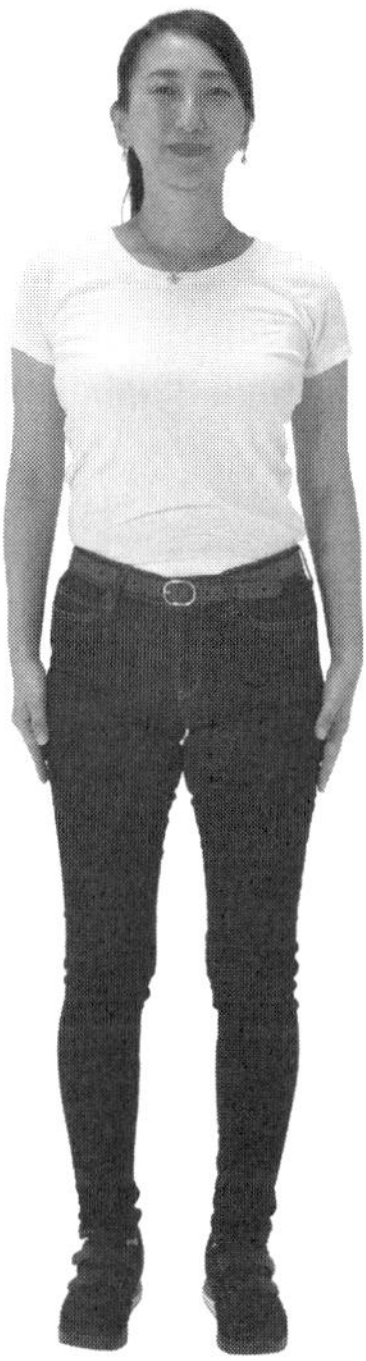

肩の力を抜いて、腕をストンと落とす（胸の位置が上がり姿勢がよくなっている）

④

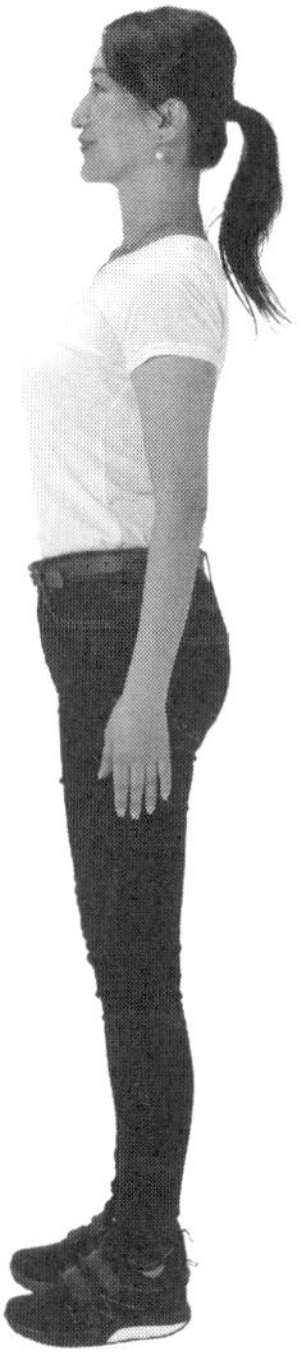

軽くかかとをそろえ、息を吐いておなかを引き締める

背もたれを使わず骨盤を立てて「座る」

猫背呼吸になりやすいのは、座っているときです。特にソファのような沈みこむイスに深く腰掛けて、スマホを操作しているような状態は最悪です。背中が完全に丸くなってしまい、胸は圧迫されて横隔膜が動きません。呼吸は浅くなり、呼吸数は増えて交感神経が緊張し、肩こりや腰痛の原因にもなります。

よい座り方は、骨盤を立ててきれいに立っている状態から、腰をすとんと落とした状態です。**背もたれやひじ掛けは使いません。浅く腰掛けて、自分の筋力で背中をまっすぐ伸ばします。**

また、デスクワークでは、イスの高さとテーブルの高さを調節し、前かがみの猫背にならないよう注意してください。

私が、姿勢のよさでいつも感心するのは、整形外科医師で、いびき改善のオーダーメイド枕を開発された山田朱織先生（16号整形外科院長・山田朱織枕研究所代表取締役社長）です。

山田先生は、いつお会いしても常に背中がピシッとしています。座っているときも、イスの背にもたれたり背中が丸くなったりしないのです。

思わず「すごいですね」と言うと、「このほうが楽なのです」とおっしゃいます。

正しい姿勢をとることにより、筋力バランスが整い、よけいな力が入らないのでしょう。

先日、ある大物演歌歌手のNさんとテレビ番組のロケでご一緒させていただいた際に、Nさんの姿勢のよさに驚きました。10代で上京した頃には猫背だったらしいのですが、お母様から姿勢を正す指導を受けて猫背を解消したら、発声にもよい影響があったそうです。歌手として素晴らしい声を出すのにも、姿勢が重要だということです。

ただ、一般的には長い時間座っているとどうしても猫背になりやすく、また下半身の血流が悪くなるため、病気のリスクが上がります。

座って過ごす時間が1日6時間以上の人は、3時間未満の人と比べて早期死亡リスクが19％高いとする米国からの研究報告があります。特にがん・心疾患・脳卒中・糖

座り方の基本姿勢

❶

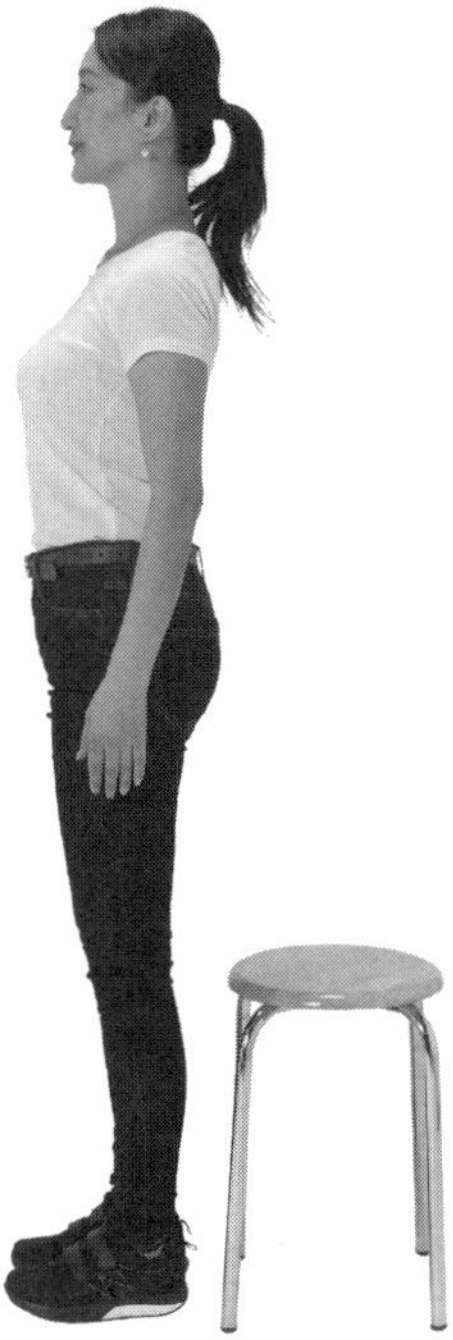

イスの前に基本姿勢で立ち、そのまま座面に腰を下ろす

❷

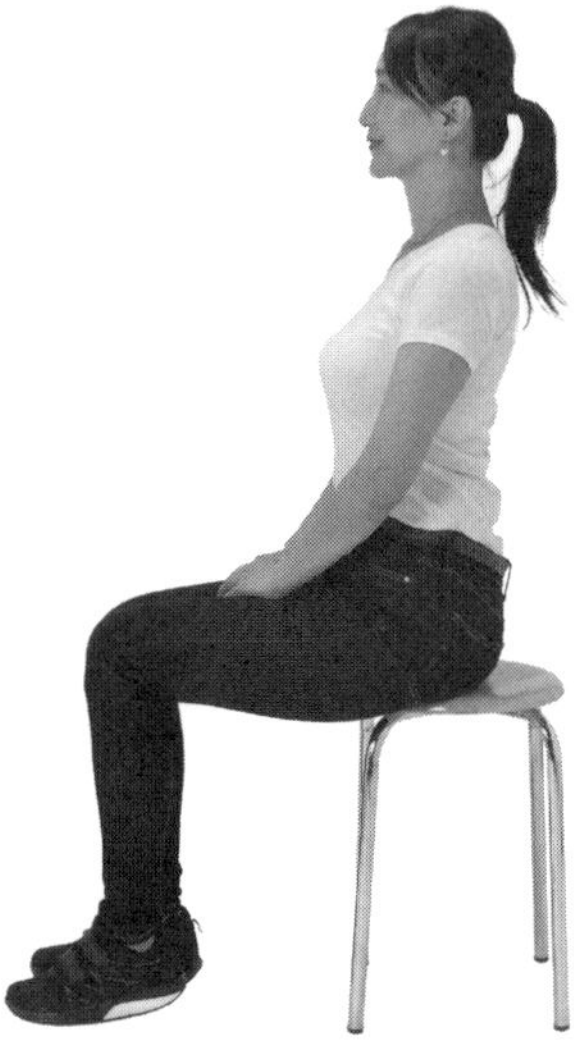

浅く腰掛け、息を吐いておなかを引き締める

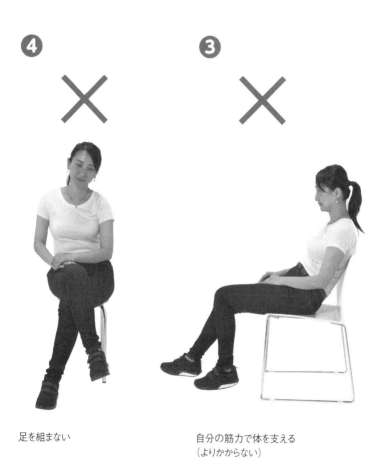

③

×

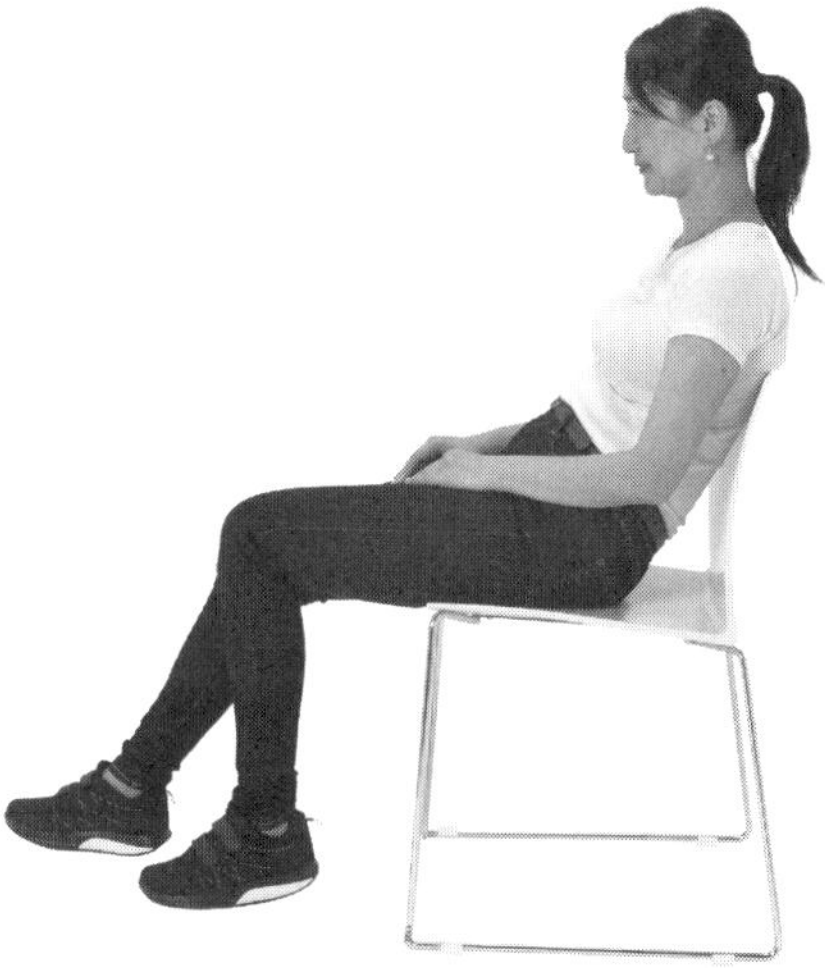

自分の筋力で体を支える
（よりかからない）

④

×

足を組まない

尿病・腎疾患・自殺・COPD・肺疾患・肝疾患・消化器疾患・パーキンソン病・アルツハイマー病・神経障害・筋骨格系障害の14の死因による死亡リスクの上昇が報告されています。

仕事で長時間座る人は、姿勢をよくするだけでなく1時間おきに定期的に立ち上がって、ストレッチなどで体を動かすようにしてください。

反《そ》り腰に注意

姿勢をよくしているつもりでも、胸を張りすぎてお尻を突き出しているのが「反り腰」です。

この状態は、腰に負担がかかります。体幹が弱いと胴体をしっかり支えられないので、背中が反ってお尻が出てしまうのです。ぽっこりおなかがよけいに目立ってしまう立ち方ですし、この姿勢を無理に続けていると、腰を痛めます。

さっそうと「歩く」

健康のために1日に歩いたほうがよい歩数は、8000歩とされています。実際には、成人の1日あたりの平均歩数は、男性6984歩、女性6029歩となっています（厚生労働省「平成28年国民健康・栄養調査結果の概要」）。

あと1000～2000歩は、多めに歩く必要があるのです。

そこで、**1日20分、きちんとした姿勢で歩くことで、呼吸筋がよく動くようになります。**

横隔膜がしっかり使われ、ぽっこりおなかも改善しやすくなります。

基本の歩き方

❶

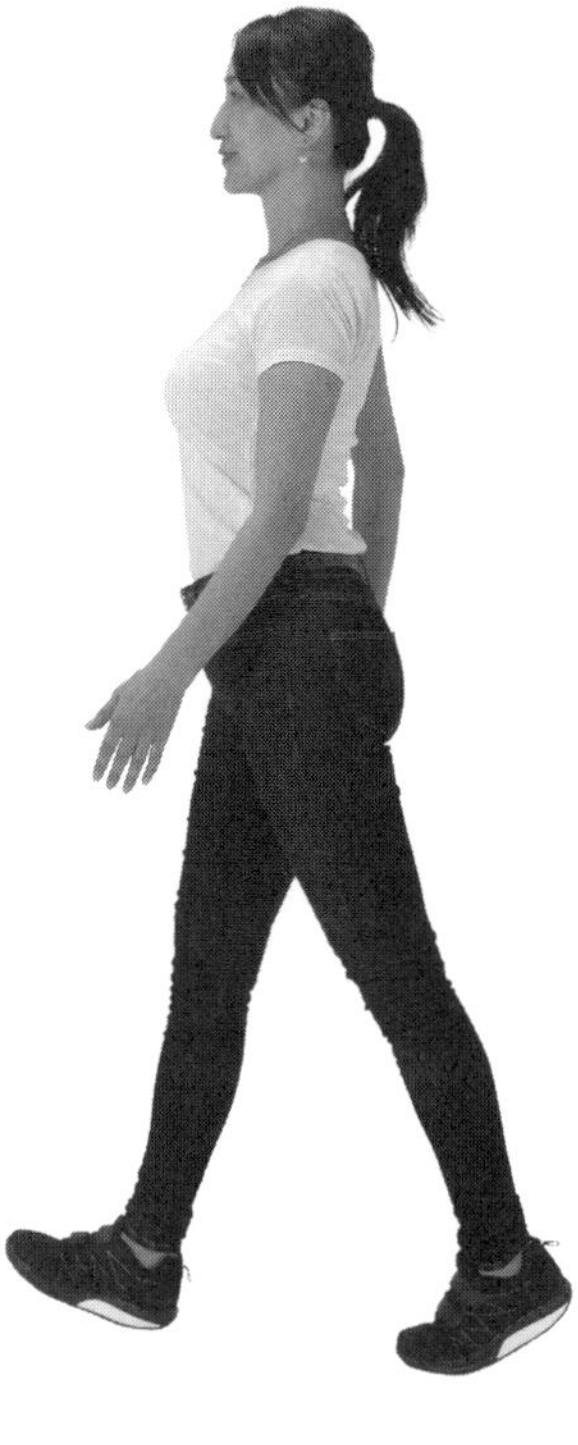

骨盤がきちんと立った基本姿勢から、膝を曲げずに一歩を踏み出す

❷

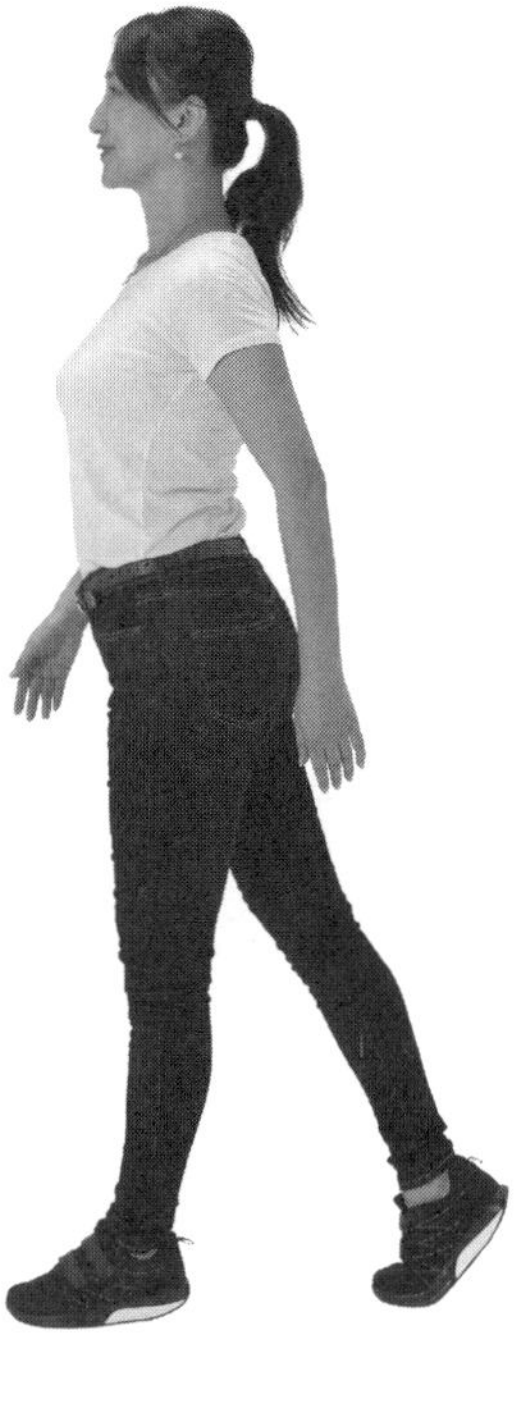

歩幅を大きくとり、重心を前の足に乗せながら、かかとから下りる

③

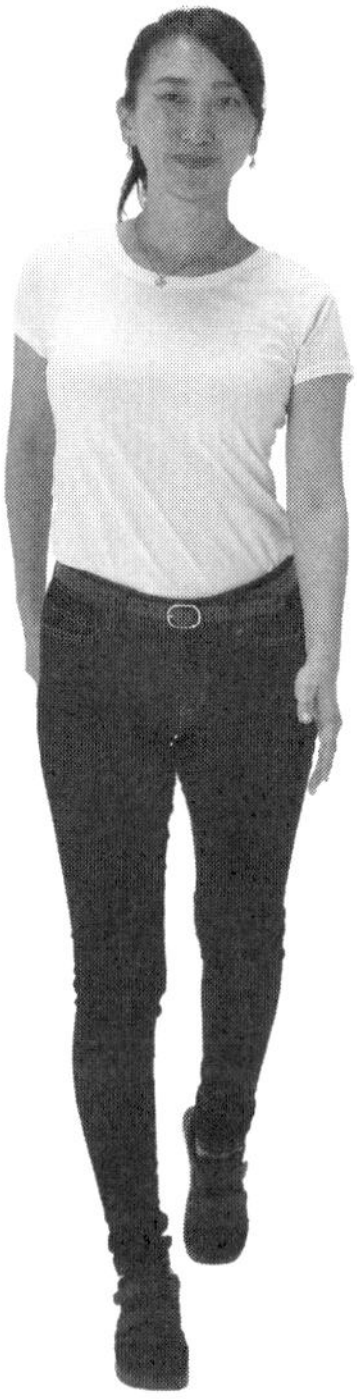

1本の線の上を歩くようなイメージ

④

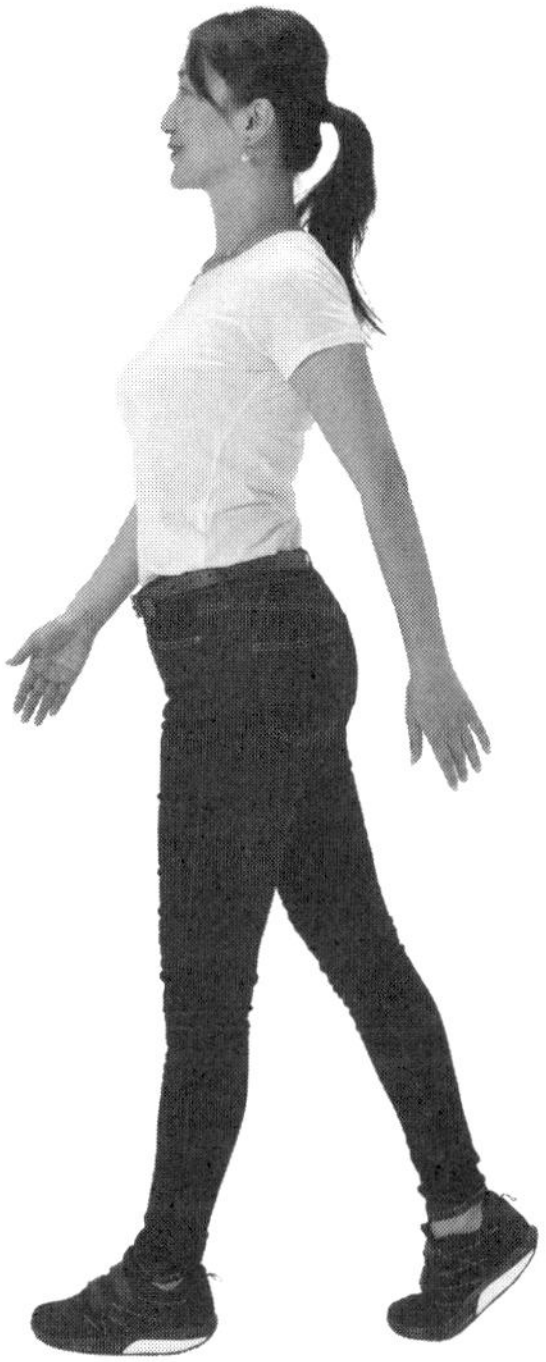

肩甲骨を意識して腕は後ろに振る

荷物を持っているときの歩き方

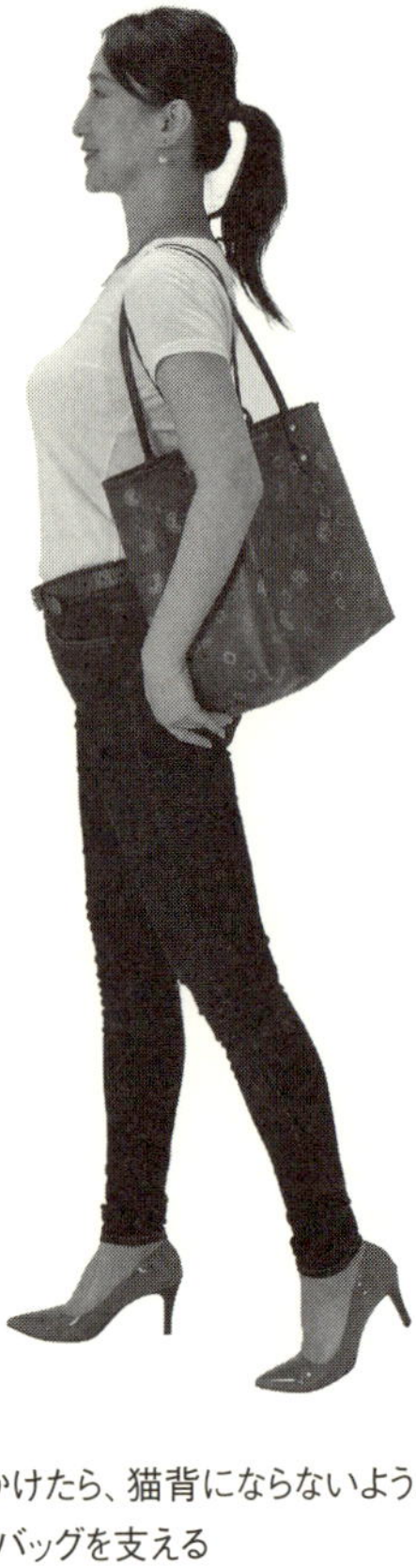

バッグを肩にかけたら、猫背にならないよう、腕を後ろに
引くようにしてバッグを支える

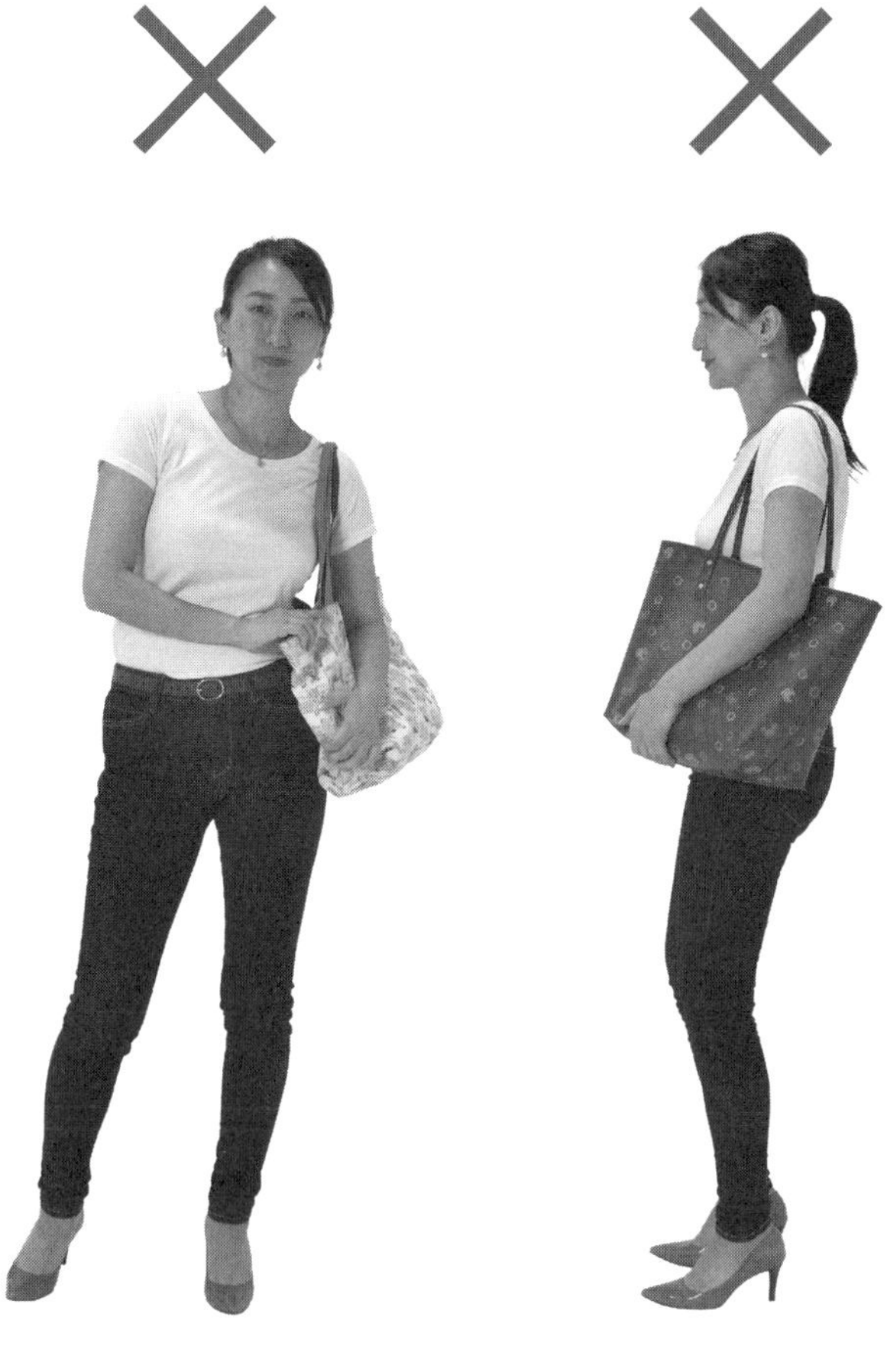

重い荷物を片方の肩にかけると、猫背になり体のバランスが崩れてしまうので×。できるだけ両手に分けて持ち、腕をやや後ろに引いて胸を開くようにして歩く

階段の上り下り

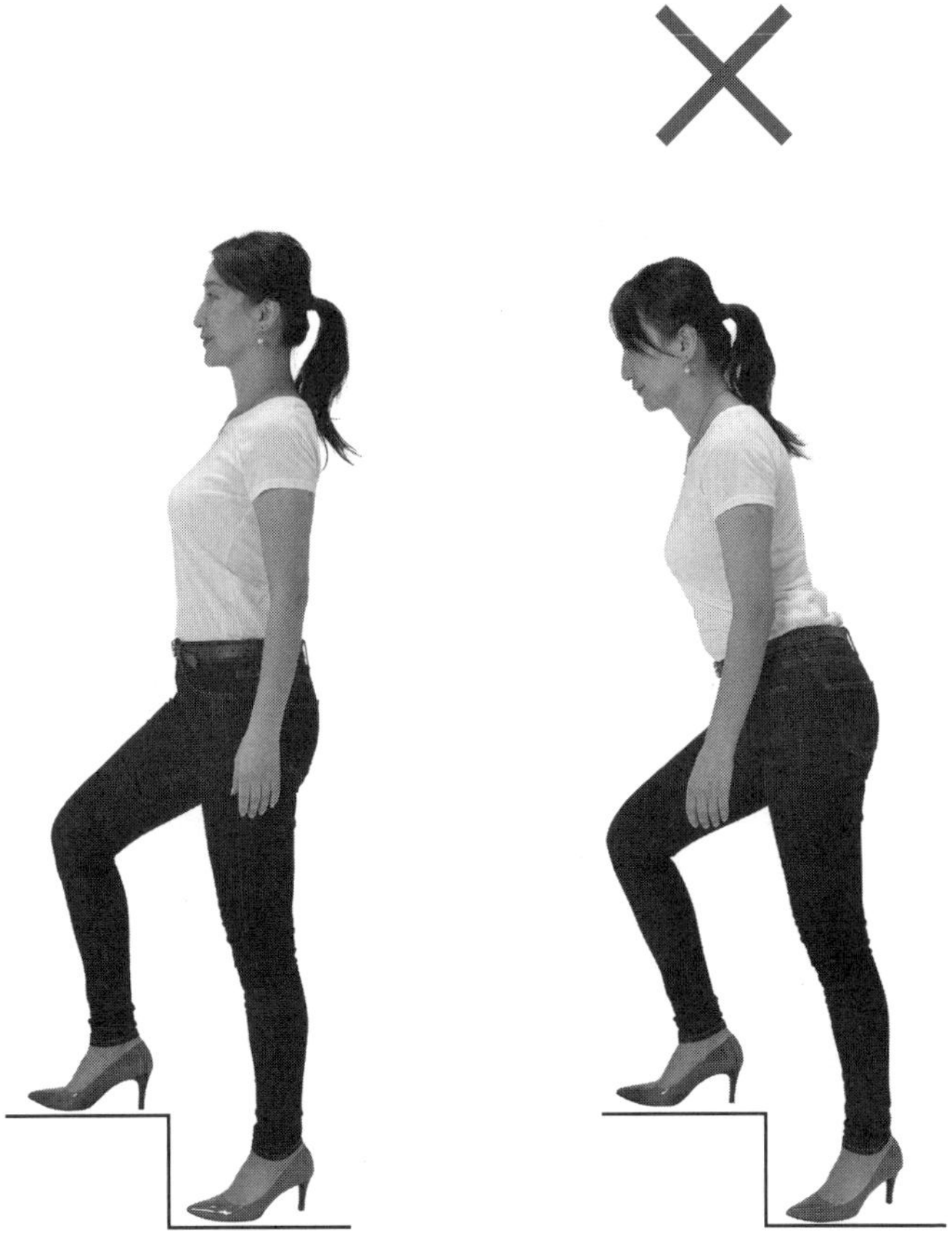

骨盤を立て、前側の足に体重をのせて段差を上る（前かがみになると、後ろ側の足に体重が残って重くなる）

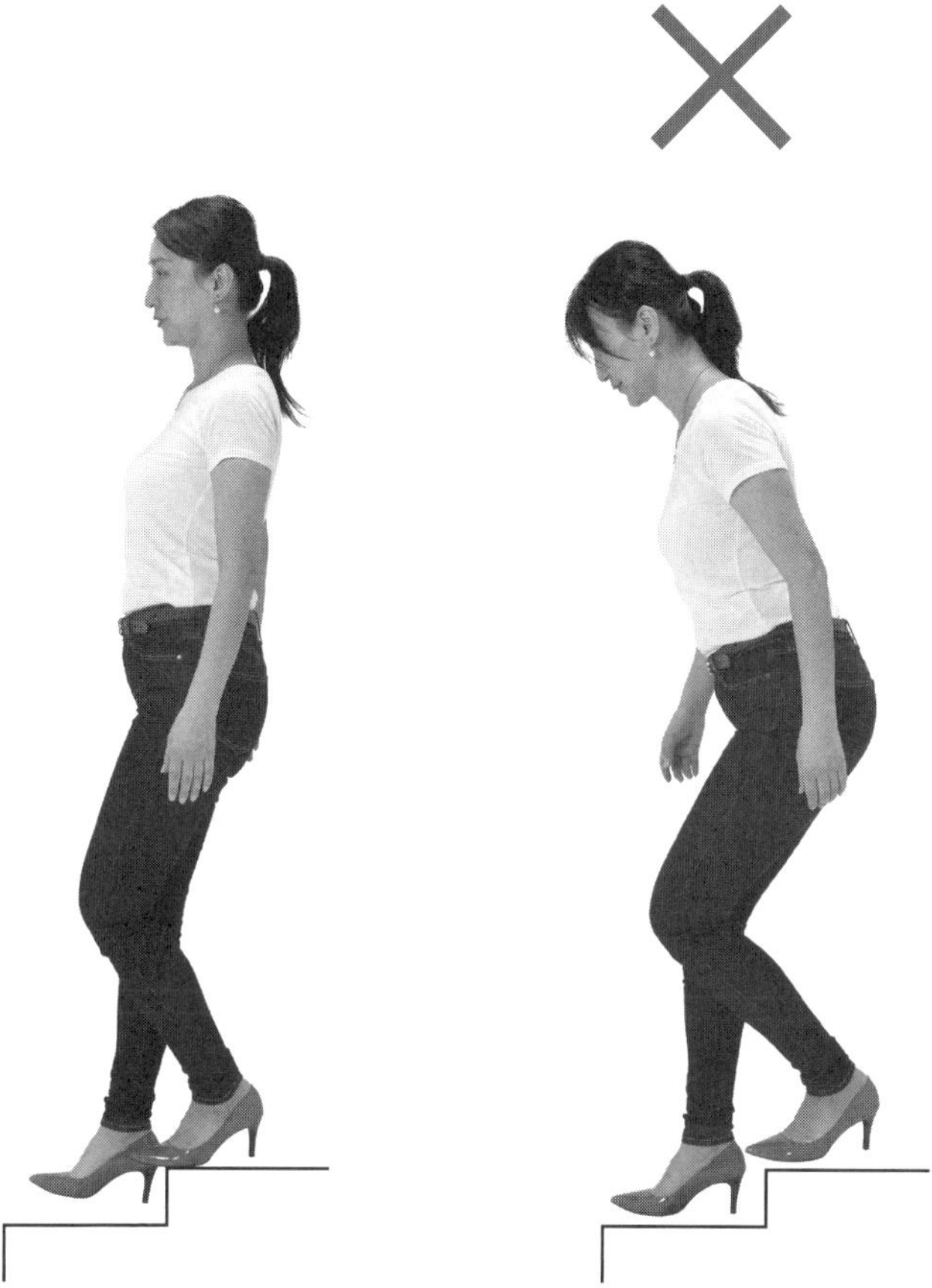

下りるときは、後ろ側の足に体重を残し、足先が下の段についてから重心を移動する（先に重心を下ろすと、バランスを崩しやすい）

体をほぐしながらよい呼吸をマスターしよう

大谷式呼吸ストレッチ

1-A

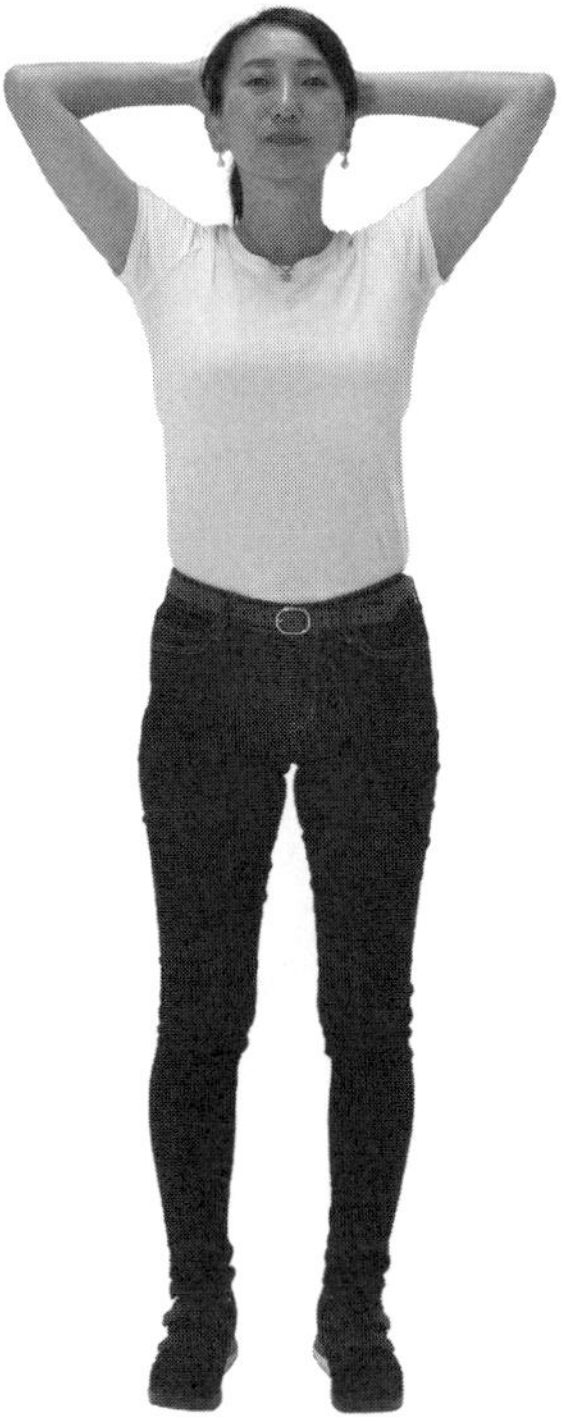

頭の後ろで手を組み、鼻から
ゆっくり息を吸う

1-B

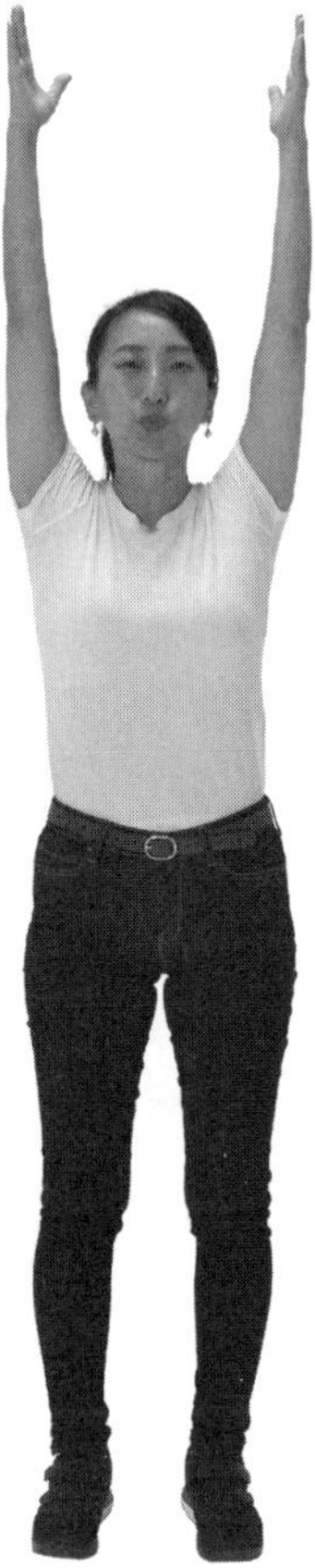

口からゆっくり吐きながら腕を上
げて伸び上がる

2-A

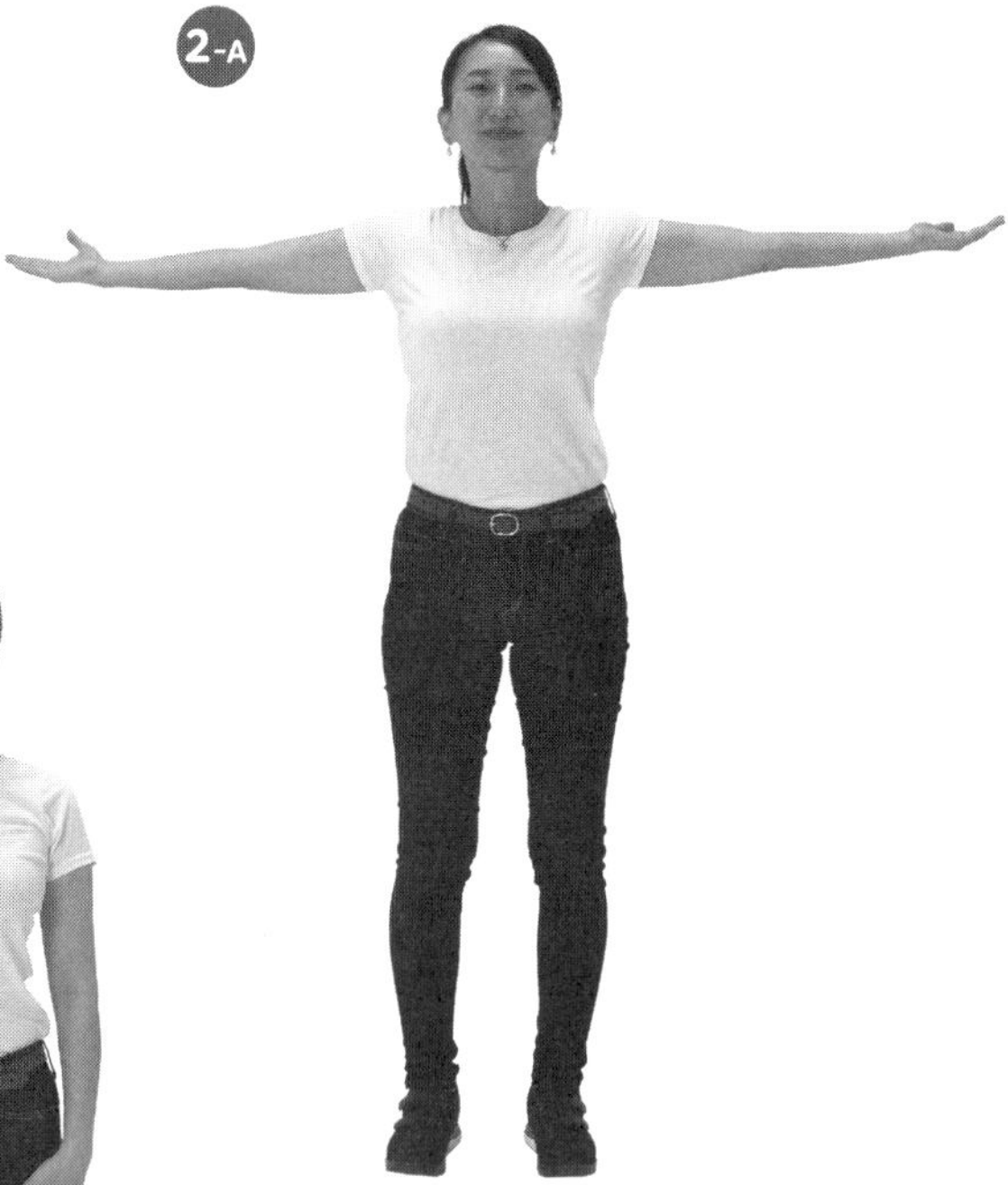

鼻からゆっくり吸いながら、腕を水平に広げて胸を開く

2-B

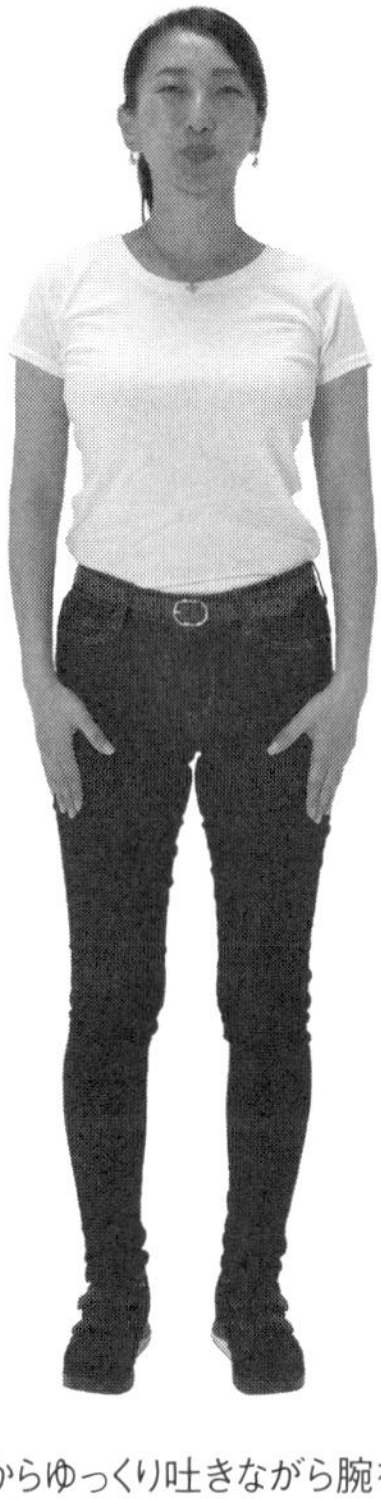

口からゆっくり吐きながら腕を下に戻す

呼吸筋を鍛えて肌や血管の若さを維持する

呼吸は毎日2万回も行うものだからこそ、体に何の負荷もない方法で行うのがいいと思われるかもしれません。

しかし、**健康で肺機能の低下していない人なら、強い負荷をかけた呼吸を行うことは呼吸筋を鍛え、ダイエットにも健康にもよい効果を出すことができます。**

たとえば海女さんは、10メートルの深さまで素潜りし、肺に2気圧の負荷がかかる環境下で働いています。このため、海女さんは呼吸筋が鍛えられ、肺活量も非常に高く、肌や血管の若さを維持していると考えられます。

実際に、国立研究開発法人産業技術総合研究所（産総研）では、テキサス大学などと共同で、三重県志摩・鳥羽地区と千葉県南房総市白浜町で現役で海女をしている女性の、血管年齢や肺活量を測定しています。

それによれば、海女さんたちの血管年齢は実年齢より平均11歳若く、この数値は、有酸素運動をする習慣のある女性たちより優れていました。

肺活量も、同じ地域で運動習慣のある女性に比べて高く、また、「CAVI」という血管の柔軟性を示す数値も優れていたのです。

私も以前、テレビ番組のロケで白浜町の海女さんの肺年齢を検査させていただいたことがあります。実年齢69〜79歳の5人を測定したところ、全員の肺年齢は良好で、実年齢73歳、肺年齢53歳とマイナス20歳の方もいらっしゃいました。

呼吸抵抗4倍のマスクで平均2キロダイエット

以前、私は『呼吸器の名医がすすめる マスクつけるだけダイエット』(扶桑社・2016年12月刊)の中で「高機能マスク」を付録として付けさせていただきました。これは、米国の「N95」という規格に準じた素材を用い、ふつうの使い捨てマスクより呼吸抵抗を4倍にまで高めているものです。

「N95マスク」は、一般のマスクより非常に優れたフィルター性能を持ち、医療現場や製造現場で感染防止に使われてきたものです。

この高機能マスクを、51人の人に1日8時間以上付けていただき、ダイエット効果を検証しました。

その結果、2週間で男性（16人）は平均2・2キロ、女性（35人）は1・9キロもの体重が落ちました。

51人のうち、女性3人以外は1・5キロ以上体重が減っていました。その3人はなぜ減らなかったのかというと、マスクを1日平均3〜4時間しか付けず、半ばリタイアしていたからです。

つまり、1日8時間以上2週間付けた人は、最低でも1・5キロやせていたのです。

また、マスクを付けたら便秘が解消した人もいました。

体験した人によれば、このダイエット効果はマスクの機能性だけではなかったようです。「マスクを付けていたので、おやつを口にする機会が減った」ということもあったとのこと。

つい食べ過ぎてしまう人にとっては、マスクの意外な効用かもしれません。

呼吸に負荷をかけるトレーニングのさまざまな効果

「先生、このマスクを付けてウオーキングをすると、まるで高地トレーニングみたいですよ」

こんな声も聞かれました。

標高1500~3000メートルの高地では大気中の酸素が薄いため、体は赤血球数やヘモグロビン濃度を増やして、酸素の運搬能力を高めようとします。

体の持つこうした環境適応機能を生かして、筋肉量や持久力を高めるのが高地トレーニングです。

高機能マスクを付けると呼吸がしにくくなるのですが、その分、深い呼吸を行うことによって血中に酸素が充分取りこまれます。

運動する人にとっては、これが機能向上と脂肪燃焼につながるのです。

腹式呼吸が促されることで横隔膜の動きがよくなり、腸や血流を刺激して、むくみや便秘の解消にもつながります。

血行不良で起こりやすい手足の冷えや肩こり、緊張性頭痛などを遠ざけることになります。

もちろん肺機能を高め、呼吸器系の病気予防になることは間違いありません。過呼吸（過換気症候群）を起こしやすい人は、これも改善するでしょう。

空きペットボトルを使った呼吸トレーニングや、ストローでの呼吸なども、同じように負荷をかける方法です。

呼吸器外科で開胸・胸腔鏡手術を行うとき、術後の肺合併症を避けるためにスーフルという器具を用いて呼吸訓練を行うことがあります。

ペットボトル・トレーニングはこれと同じ原理です。

なお、風邪をひいているときや花粉症・せきぜんそくで気道に炎症があるときは、高機能マスクやペットボトル・トレーニングは酸欠につながる危険があります。呼吸が苦しくないときに行ってください。

ペットボトル・トレーニング

❶

空のペットボトルをくわえて腹式呼吸で息を吸いこみ、へこんだ状態で10秒キープする

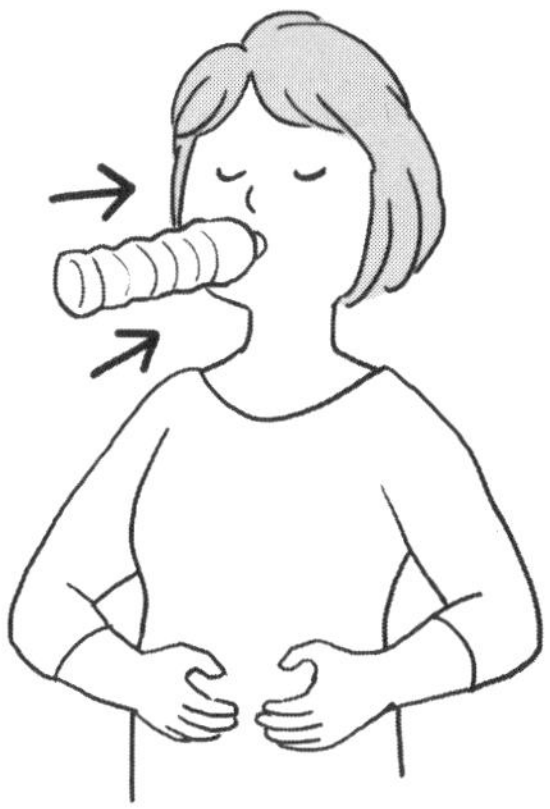

❷

腹筋を使いながら、フーッと長く(6〜7秒)息を吐く。これを3セット繰り返す

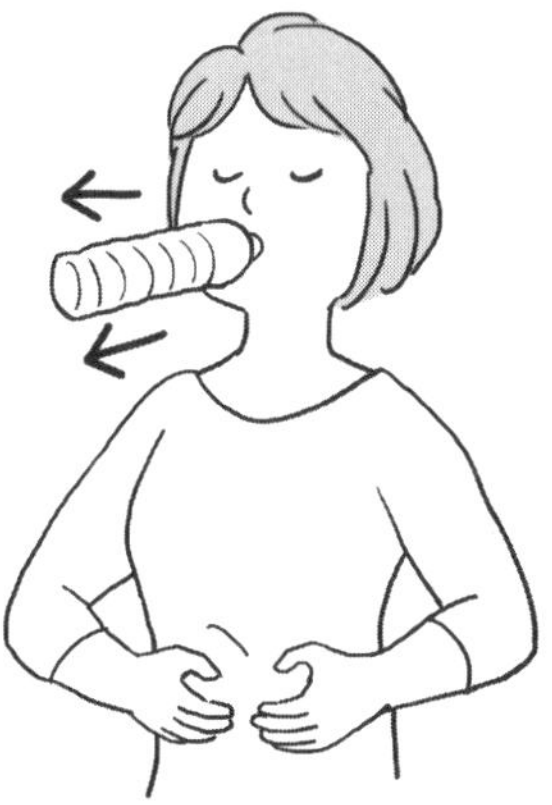

※ペットボトルの材質が硬くてなかなかへこまないときは、ペットボトルの底に、適度に間隔をあけて直径1.5ミリほどの穴を3カ所、開ける

食べものを変えて「呼吸力」を鍛える

●果物や野菜は食べるほどいい

欧米では、食事と肺機能との関係が古くから調査されてきました。その中の信頼できるデータをいくつかご紹介しましょう。

まず、おすすめできるのは、ビタミンC、E、Aなどの抗酸化物質を多く含む新鮮な果物や野菜を食べることです。

これらは、肺の機能を維持します。たとえばリンゴは1日3カット以上、トマトは1日2個以上を食べるだけで、加齢とともに生じる肺機能の低下率が緩和されるという報告があります。

特にたばこを吸っている人ではニコチンがビタミンCの吸収を妨げ、慢性的にビタミンC不足に陥りがちです。果物や野菜たっぷりの食事は、たばこをやめた人の肺のダメージを回復するのに役立つかもしれません。また、喫煙習慣のない人でも、果物を充分に食べることで肺の自然な老化を遅らせ、老化した肺を回復させてくれる可能性があります。

●魚のＥＰＡ、ＤＨＡは肺機能にもいい

魚にも、よく食べる人ほど肺機能の低下を抑えることができるというデータがあります。

これは40～50代の１万２０００人以上を対象に行われた複数のコホート研究（※）で報告されているもの。魚油に含まれる不飽和脂肪酸のＤＨＡ（ドコサヘキサエン酸）やＥＰＡ（エイコサペンタエン酸）が、肺機能にもよい作用をもたらすと見られています。

（※現時点で、研究対象とする病気にかかっていない人を大勢集め、将来にわたって長期間観察して追跡を続けることで、ある要因の有無が、病気の発生または予防に関係しているかを調査するもの）

●加工肉を食べ過ぎない

一方で、肺機能を低下させるという報告があるのは、ベーコンやソーセージ、ハムなどの加工肉です（英国呼吸器学会の学会誌「Thorax」）。この論文によれば、これらの加工肉をたくさん食べる人ほど、肺活量などを測定する呼吸機能検査の結果は悪くなり、ぜんそくの症状が悪化するというデータが出ています。

加工肉に添加される保存剤、着色剤などに含まれる亜硝酸塩が活性窒素を生み出し、肺の機能を弱めるのではないかと考えられています。

●肺機能を低下させない食べ方

食材の組み合わせも重要です。

米国での4万人に及ぶ調査では、「果物、野菜、魚、未精白穀物」を多く食べているグループでは肺機能の低下が抑えられていたのに対し、「精製した穀物、保存肉（加工肉）、デザート、ポテトフライ」を食べていたグループでは、肺機能が低下していました。

●のどの若さを保つ葉酸

葉酸は、嚥下《えんげ》反射とせき反射を促す神経伝達物質ドーパミンの合成に必要な栄養素。

ブロッコリースプラウトやホウレンソウ、春菊、レバー（牛・豚）などに多く含まれます。

●風邪の初期にチキンスープ

アメリカでは、風邪をひいたときに「チキンスープを食べなさい」と言われるそう。日本でいう卵酒のようなものでしょうか、伝統的な養生食です。

丸ごとの鶏と玉ねぎ、ニンジン、ニンニク、ショウガ、キャベツ、キノコ類など野菜をじっくり煮込んで作ります。

ネブラスカ州立大学メディカルセンターが2000年に発表した研究では、熱々のチキンスープを飲んだ後には、白血球の中の好中球の活性が変化したと報告されています。これにより、免疫力が高まってウイルスを排除する力がアップし、のど（上気道）でのウイルス感染による症状を和らげ、抗炎症作用を発揮する可能性があるというわけです。

●玉ねぎで抗アレルギー作用と動脈硬化予防

玉ねぎに含まれるケルセチンには抗アレルギー作用があり、花粉症やアレルギー性鼻炎に有効です。また、玉ねぎは血栓を予防し、動脈硬化を防ぐというデータがあります。動脈硬化予防にも役立ち、老化とともに増える「ラクナ梗塞」の予防にもなります。

ラクナ梗塞は、「隠れ脳梗塞」ともいわれ、セキ反射を低下させ誤嚥《ごえん》性肺炎の原因になる病気です。

ケルセチンは茶色い色素成分で、玉ねぎの薄皮に多く含まれています。

また、玉ねぎのほかにリンゴ、サニーレタス、ロメインレタス、ピーマンなどにもよく含まれています。

●ココアやチョコレートで動脈硬化を予防

同じく、誤嚥性肺炎の原因になる隠れ脳梗塞を防ぐために、活用できるのがココアや高カカオのチョコレートです。

これらに含まれるカカオポリフェノールには、血管内の炎症を抑えて血管を拡張し、血流をよくする作用があります。

私は診療の合間にココアやチョコレートを少しずついただきながら、血圧コントロールと動脈硬化の予防に役立てています。

●トウガラシ、黒コショウは代謝を高め、せき反射をよくする

トウガラシの入った食品を、ほぼ毎日食べる人々は、呼吸器疾患、がんや心臓病による死亡率が低いというデータがイギリス医師会の「ＢＭＪ誌」(British Medical Journal) オンライン版（２０１５年）に報告されました。

この効果のもとになっていると考えられるのはトウガラシ（鷹の爪）などに含まれる辛み成分カプサイシンで、血行をよくし、代謝を高めると考えられています。

また、カプサイシンは知覚神経を刺激して、異物が気道に入ったときにせきこんで吐き出す「せき反射」をよくすることがわかっています。

これはすでに製品化され、嚥下反射を改善するトローチなどとして、介護施設のリハビリテーションにも使われています。

同様に、知覚神経への刺激で誤嚥を予防するものに、黒コショウやメンソールがあります。

すでに介護施設では、誤嚥しやすい人に、食事をとる前に黒コショウのアロマをか

いでもらったり、メンソールの入ったゼリーを食べてもらうことで誤嚥を防ぐ取り組みを行っているところもあります。

●コーヒーに気管支拡張作用

「のどにいい」「せきを止める」と民間療法でいわれる食べ物や飲みものは多々ありますが、実際にエビデンスのあるものはそんなに多くありません。

その中で、コーヒーにはカフェインの気管支拡張作用によって、たんの出をよくし、気管支の呼吸器症状を和らげるという研究がいくつか出ています。

もっとも知られているのは、イタリア人7万2000人を対象にした1988年の報告でしょう。毎日3杯飲むことでぜんそくの症状を和らげるだけでなく、発症を28%も予防したとしています。

また、コクラン共同計画(※)の2015年のレビューでは、「ほんのわずかな量でもカフェインは摂取後4時間まで肺機能を改善する」としています。このため、肺機能検査を受ける前にはコーヒーを飲むのを避けるべきとも言っています。

空気の乾燥しがちな職場では、水分補給とリラクゼーションを兼ねて、コーヒーはおすすめです。私は、診察室でコーヒーを1日3杯いただいております。

（※世界的なヘルスケア情報の評価を行う国際プロジェクト）

●はちみつの抗炎症・抗酸化作用

はちみつの抗炎症・抗酸化作用にはせきの頻度を下げる効果が出ています。医師が処方したり、薬局で購入するせき止め薬のデキストロメトルファンやグアイフェネシンと比較しても、はちみつのほうがせき止めとして有効であったとする医学論文が、米国やアジアから複数報告されています。

コーヒーに入れて、はちみつコーヒーにしたり、ヨーグルトに混ぜてもよいでしょう。ただし、1歳未満の子どもには食べさせないようにしましょう。1歳未満の子どもがはちみつを食べることによって、乳児ボツリヌス症にかかることがあります。

●ヨーグルトの乳酸菌ととろみがのどを潤す

ヨーグルトに豊富に含まれる乳酸菌には、花粉症の発症を抑制するというデータがあります。

粘りの強いヨーグルトやネバネバ料理は、誤嚥予防になります。

●花粉症に効く玉ねぎハニー

1 玉ねぎを薄皮ごとみじん切りにしてふた付きの耐熱容器に入れ、ふたをして電子レンジで30秒温める（600w）

2 **1**を取り出し、はちみつをかぶるぐらいに注ぐ

3 レモン汁を加える

4 容器にふたをしてから、全体を揺すってよく混ぜる

5 数時間たつと、玉ねぎの汁が出て全体がサラサラになる

花粉症に効く
玉ねぎハニー

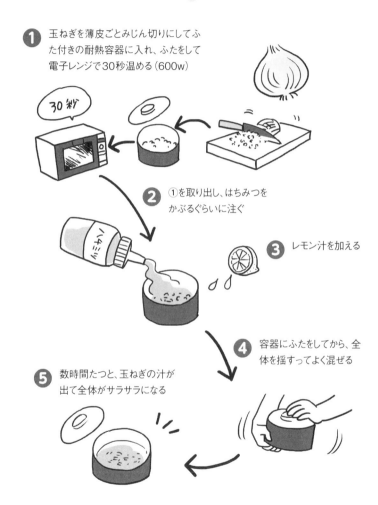

❶ 玉ねぎを薄皮ごとみじん切りにしてふた付きの耐熱容器に入れ、ふたをして電子レンジで30秒温める（600w）

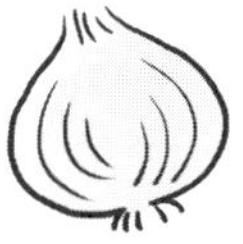

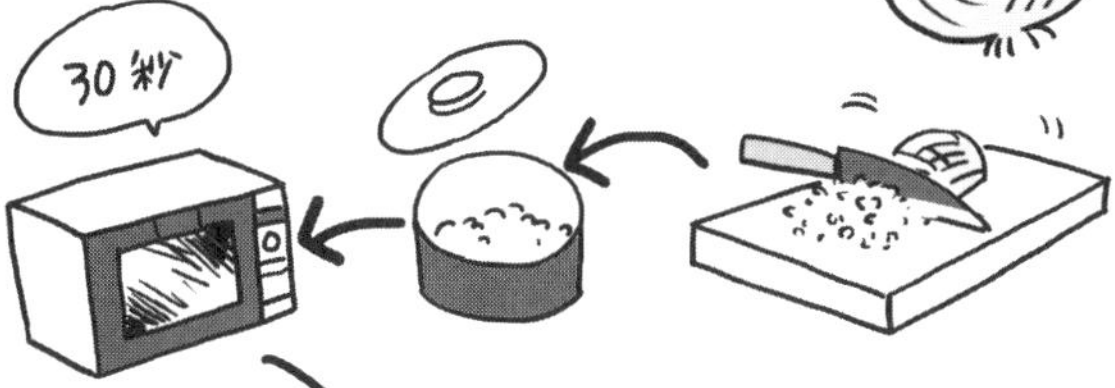

❷ ①を取り出し、はちみつをかぶるぐらいに注ぐ

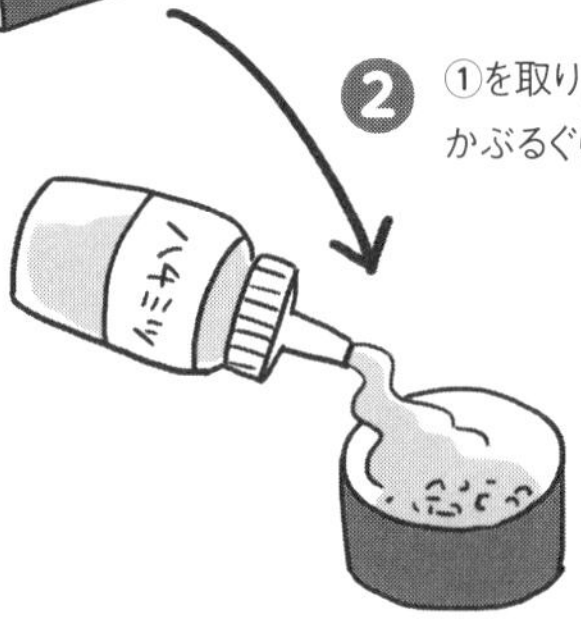

❸ レモン汁を加える

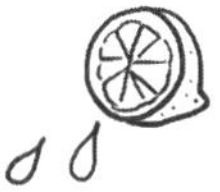

❹ 容器にふたをしてから、全体を揺すってよく混ぜる

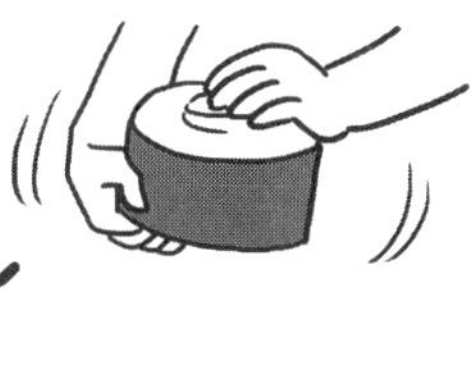

❺ 数時間たつと、玉ねぎの汁が出て全体がサラサラになる

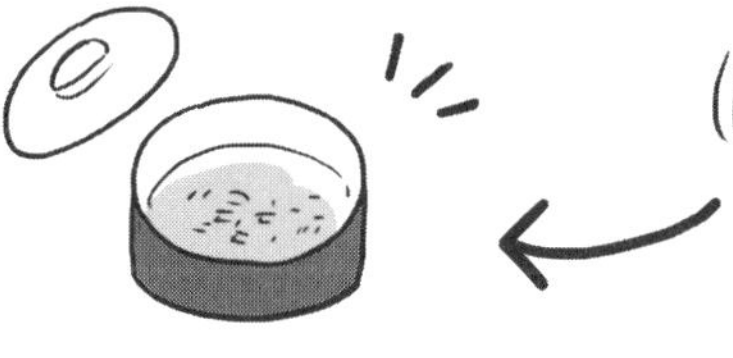

緑茶で抗菌作用とリラックス効果

私はコーヒーも好きですが、緑茶もよく飲みます。

緑茶のカテキンはポリフェノールの一種で渋み成分ですが、抗菌・抗ウイルス作用が高く、インフルエンザ予防効果のあることが静岡県立大学などの研究で明らかになりました。

緑茶でうがいを行うと、インフルエンザの発症率が低下したという報告があります。

静岡県立大学薬学部の研究で、特別養護老人ホームに入所している76人を対象に緑茶カテキンのうがい効果を調べたところ、水でうがいのグループのインフルエンザ発症は10％でしたが、緑茶カテキンのうがいではわずか1・3％に激減したそうです。

また、緑茶を水でじっくり抽出すると、苦み成分のタンニンより、甘み成分のテアニンが多く放出されます。テアニンは副交感神経の働きをよくし、脳内に快楽物質といわれるドーパミンの分泌を促します。アルファ波を増やし、睡眠改善効果も報告されています。

第2章

「呼吸力」で病気を防いで、カラダを老化から守る!

「長引くせき」は、肺の老化を招く

このところ急速に増えている訴えに「長引くせき」があります。みなさん、「せきの風邪がなかなか治らなくて…」と言うのですが、もし、せきが2週間以上続いているなら、医学的に見て風邪やインフルエンザが長引いているのではありません。

風邪の原因は8~9割がウイルス感染です。

単独で増殖できる細菌と異なり、ウイルスは単純な構造のため、自ら細胞分裂できません。そこで、人間の細胞に入りこみ、その細胞の力を借りて増殖します。しかし、人間の体内には免疫というメカニズムがありますから、ずっと増殖し続けることはできません。

ですから、**長くても2週間以内で風邪は治ります。**

激しい症状の出るインフルエンザでも同じです。発症から5日、かつ熱が下がって2日もすれば、せきやくしゃみのしぶきの中にもウイルスの排出はほとんどされないとされ、仕事や学校に復帰できることになっています。

そこから1カ月、2カ月とせきが続くとしたら、それは風邪とは違う病気なのです。漫然と市販のせき止め薬などを飲んでいるのではなく、原因を知るための検査を受ける必要があります。

ウイルスではなく細菌感染が生じ、副鼻腔炎（蓄膿症）などになっている場合もありますが、これは処方された抗生物質をきちんと飲むことで、治すことができます。

むしろ、放置されて肺の老化につながるのは、風邪などによる気道の炎症をきっかけに起こる「気道過敏」なのです。

気道過敏によるせきは、温かい部屋から急に寒い戸外に出たときの寒暖差とか、お風呂に入ったり、ラーメンをすすったりしたときの湯気を吸いこんだ刺激、人との会話中や、大笑いなどの刺激などでも、起こります。

息を吸ったときだけでなく、息を吐いたときにせきが出るのも、過敏症の特徴です。

「気道過敏」症状をチェック

ちょっとした刺激で出るせきは肺機能の低下サイン。
気づいたら放置しないで早めの対策を。

- □ お風呂や温かい食品（ラーメンなど）の湯気
- □ 夜間や朝方のせき（自律神経の変動）
- □ 会話中や笑ったとき
- □ 冷たい空気を吸いこんだとき
- □ エアコンの利いた場所に入ったときの温度変化
- □ 香水、たばこ、線香など匂い物質の刺激

気道の炎症を放置すると気道が
次第に狭くなり呼吸がしにくくなります

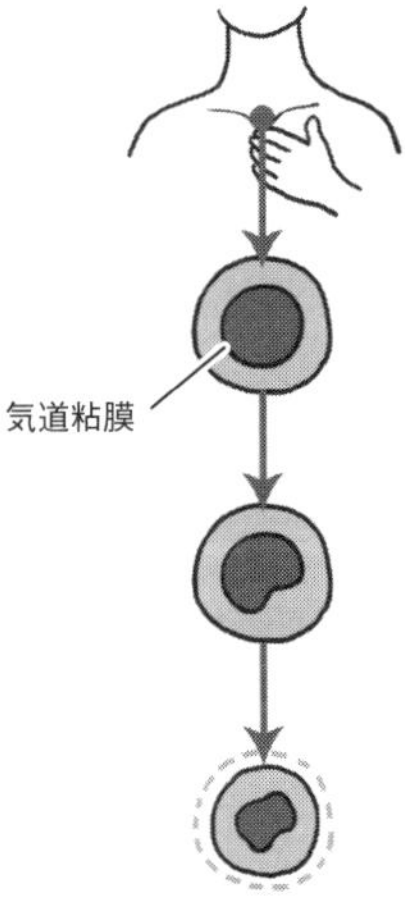

健康な気道
気道粘膜に異常がなく気道が広く確保されている

せきぜんそくの気道
気道粘膜に常に炎症あり。気道がやや狭い

気管支ぜんそくの気道
発作が起きると気道がさらに狭くなる

気道過敏を放置すると、せきぜんそくに

風邪やインフルエンザの流行期である冬は、気道過敏によるせきが始まりやすい季節です。中でもインフルエンザにかかると気道が傷つきやすくなり、せきの症状が悪化しやすくなります。

せきが続いているうちに花粉症の季節がやってくると、ますます気道に炎症が起きやすい環境が続きます。

「せきだけだから」と最初は軽く見ているのですが、気道過敏は放置すると、しだいに激しくなることもあります。**せきで眠れなかったり、肋骨を骨折したり、激しいせきにより尿失禁することもあります。**

こうなると「せきぜんそく」といわれる病気を発症している可能性があります。

気道過敏を放置すると、しだいに気道が狭くなり、炎症によって気管支が硬くなっていきます。肺でのガス交換が効率よくできなくなり、肺機能も低下するのです。

せきは体力を消耗します。1回のせきで2キロカロリーのエネルギーを消費するといわれています。つまり100回のせきこみでは200キロカロリーで、30分の軽い

ジョギングと同じほどエネルギーを使うことになり、体力を消耗してしまいます。**せきぜんそくになると、せき疲れから、日頃の姿勢も猫背になりがちです。**呼吸が常に浅くなり、血行が悪くなって冷えや肩こり、頭痛などの原因にもなります。前かがみの姿勢が長く続いて逆流性食道炎を起こし、さらにせきがひどくなることもあります。

このようなせきぜんそくの状態から、約3割がヒューヒュー、ゼーゼーする「気管支ぜんそく」に移行するといわれています。

20代の大学生の肺が、95歳の状態に

クリニックでは、患者さんの状態に応じて「肺年齢」を調べることがあります。これは、肺活量や、1秒間に吐くことのできる空気量（1秒量）などから算出するのですが、あるせきぜんそくの20代の学生さんが「肺年齢95歳」と診断されたこともありました。たった数カ月のせきでも、それくらいダメージを受けてしまう場合があるのです。

その患者さんは1年間治療して、やっと20代の肺機能に戻ることができました。炎症が続き、狭く、硬くなった気道粘膜を元に戻すには、それだけ時間がかかります。ぜんそくの治療は吸入ステロイドが基本ですが、発症したら早めに治療を始めることが大切です。

一旦改善しても、何かのきっかけでぶり返す可能性が高くなるので要注意です。

1カ月後に再発する人もいれば、環境の変化などをきっかけに、数年後にいきなり再発することもあります。

毎回きちんと治療をしておくことで肺機能は正常に戻り、ダメージを引きずらなくなります。

せきぜんそくを増加させている「四重苦」の状態とは

20〜40歳代のせきの原因で多いのは、このような「せきぜんそく」です。ぜんそくの有病率は、日本人の10人に1人ともいわれています。

ハウスダストやダニだけでなく、犬、猫、インコなどペットのフンや、風呂場のカビ、ゴキブリなどのアレルゲン、季節によっては、寒暖差や台風による気圧の変化も誘因になります。

また、中国から飛来するPM2・5のような大気汚染物質も、気道に炎症を起こす要因の一つです。

花粉症対策は第3章で述べますが、実は2〜3月が患者数のピークとなるスギ花粉症は、日本だけで起きている現象です。

1950年頃、第二次世界大戦後にスギの植林が盛んに行われたことによるもので、その樹齢からみて2030〜2050年ぐらいまでは、花粉の大量飛散は続くとみられています。

花粉は粒子が大きいので、そのまま気管支に入るわけではありません。しかし、花粉が鼻の粘膜に取り付いてアレルギー性の炎症が起きると、炎症性の細胞が気道を通って入りこみ、気管支にも炎症が起こります。

現代の日本はウイルス感染、花粉などのアレルゲン、環境悪化、気象(寒暖差)という四重苦により、せきぜんそくを発症する危険性が高まっています。

いくつになってもよい呼吸をし、若々しさを維持するためには、アレルギーによるのどの症状にも早めに気づいて検査を受け、必要な治療を行うことが大切です。

花粉症では、症状が出る前や初期のうちに抗アレルギー薬を開始する「初期療法」がすすめられています。詳しくは第3章（144ページ）をお読みください。

誤嚥性肺炎は「飲みこみ力」と「せき反射」で予防できる

気道過敏やせきぜんそくは、肺の老化を引き起こします。これを放置したり、治療がうまくいかず途中でやめたりしていると、呼吸機能の低下につながります。

また、60歳を超えたら「長引くせき」は、肺炎を疑う必要もあります。

というのは、高齢になると免疫力が下がるために、細菌感染が起こっても発熱しないことがあります。すると、熱が出ずにせきが続いているだけでも、肺炎を発症している可能性はあります。

若い人が風邪やインフルエンザで発熱するのは、体内に侵入したウイルスと免疫が闘って炎症が生じているのです。

その免疫の最前線は、のどの「扁桃」です。扁桃腺が腫れるとつらいのですが、それも免疫が高い証拠です。のどで細菌の侵入を食い止め、気管支や肺が侵されるのを防いでいるのです。

ところが、免疫力の低下しがちな高齢者では、扁桃腺が腫れることがないので熱が出ず、なんだかしんどいなと思っているうちに症状が進行してしまいます。
そのうち、ちょっと歩くだけでも息苦しくなり、起き上がるのもつらくなって最悪の場合は死に至る…というようなことも起こり得るのです。

50代から誰にでも起こる「誤嚥」とは

食べているときやうたたねをしているときなど、ふとした拍子に「むせる」を起こすことのある人は、すでに誤嚥性肺炎の危険サインが点灯しています。

心配な方は、まず91ページのゴックンテストで、ご自分の「飲みこみ力」を確認してみてください。

のどには咽頭《いんとう》と喉頭《こうとう》があり、その先で食道と気管が隣り合って存在しています。水や食べものを口に入れると、あごや舌が咀嚼のために動き、その働きに合わせてのどの喉頭蓋《がい》が動いて気管が閉じ、飲みこんだときに食べ物が気管に行かないしくみになっています。

こうした、まさに絶妙なタイミングの「嚥下反射」が少しでもずれると、気管が閉じるのが遅れ、**食道を通って胃に落ちるはずの水や食べ物が、誤って気道に入り、「誤嚥」が起こる**のです。

たとえば、要介護の高齢者に起こりやすい誤嚥は、脳梗塞や脳出血などにより、脳の働きが低下することによって嚥下反射がうまくいかなくなって発生します。

最近、「隠れ脳梗塞」といわれ、特に症状のない「ラクナ梗塞」でも後遺症として誤嚥が起こることがわかってきました。

ラクナ梗塞とは、脳内部の細い動脈にできる直径15ミリ以下の小さな梗塞です。ラクナとはラテン語で「穴」という意味で、小さな空洞が脳の動脈のあちこちにできる状態を示しています。

まひなどの症状が現れないラクナ梗塞が、どうしてわかるようになったのか。頭部MRIなどの検査技術が発達したことにより発見されるようになったのです。

すると、40代、50代でも見つかり、60代になるとほとんどの人が、一つか二つのラクナ梗塞やその痕跡を持っていることがわかってきました。

こうした背景があり、**早い人では40代から、嚥下反射の絶妙なタイミングがずれ始めます。**

テレビやスマホを見ながら食べたり、食事中に後ろから声をかけられるなどの拍子に「むせる」、または水を飲んだだけでもむせる、ちょっとした錠剤などの硬いものがのどにひっかかって落ちていかないという経験は、50代から多くの人にあるのではないでしょうか。

寝ている間に、唾液《つば》の誤嚥が起きている

のどの衰えにより、寝ている間にも唾液が少しずつ気管に流れこむようになります。実は、食べ物や飲み物の誤嚥よりも深刻な問題は、この「唾液の誤嚥」です。自分でも気づかぬうちに起こるため、「不顕性誤嚥（隠れ誤嚥）」といいますが、唾液とともに口の中の細菌が何度も肺に入ることで肺炎を発症し、何度も繰り返す原因になります。

口腔内細菌の多い唾液が肺に入ると、まずは肺胞をきれいに保つ免疫システム（肺胞マクロファージ）が働きます。しかし、細菌量が非常に多かったり、または免疫力が低下していると、細菌を処理できずに肺炎を発症します。

虫歯や歯周病がある人も、口の中の細菌が増えるため誤嚥性肺炎のリスクは明らかに高くなります。

さらに、肺の老化により、異物が気管に入ったときに外に出そうとする「せき反射」が次第に鈍くなってくると、誤嚥性肺炎のリスクはますます高くなります。

気道に異物が入って粘膜が刺激を受けると、脳のせき中枢に伝わります。そこから肋間神経や横隔神経などに刺激が伝わり、肋間筋や横隔膜などの呼吸筋が収縮し、せきが出る。

これが「むせる」というせき反射です。呼吸筋が柔軟に動くことによって、異物の侵入を防ぐことができます。

まだ呼吸筋の筋力低下が少ない50代頃までは、異物が気道に入っても、むせること（せき反射）で気道の外に出すことができるのですが、**60歳を過ぎてのどと肺の老化が進むと、誤嚥が起こりやすいうえにせき反射もうまくできなくなります。**

すると自覚症状がないまま異物が肺の奥にまで入りこみ、誤嚥性肺炎を発症しやすくなります。

「嚥下反射の低下」による「誤嚥」と「せき反射の低下」は、放置しているとどんどん進行します。また、年齢とともに唾液の分泌量が減ると、のどが乾燥して線毛の動きが落ち、異物の排除がスムーズにできなくなります。

誤嚥性肺炎のリスクを減らすために、次の４つが重要です。

1　唾液の量を増やしてのどを潤す

2　のどの筋肉を鍛えて飲みこむ力を高める

3　せき反射がスムーズに起こるようにする

4　口の中の細菌を減らすための口腔ケアを行う

「むせる」を一度でも経験したなら、のどと呼吸筋のトレーニングを始めてください。

同時に、呼吸筋がよく動くように日頃の姿勢にも気を付け、よい呼吸を心がけましょう。のどの老化のスピードを緩やかにできますし、肺機能低下を防ぐこともできるのです。

「ゴックン」がうまくできる人は、のどの筋肉が若い

ゴックンテストとは、30秒で何回の「空嚥下《からえんげ》」（唾液だけを飲みこむこと）ができるかをチェックするものです。

飲みこむ動作を行うと、のどの筋肉が働いてのど仏を上下させます。しかし、**年齢とともにのどの筋肉の量が減ると、それに伴ってのど仏の位置が下がり、飲みこむ力が低下してしまいます。**

食べ物のない状態で、ゴックンと唾液をうまく飲みこめるのは、のどの筋肉が柔軟で若い証拠であり、誤嚥を防ぐ指標なのです。

嚥下性肺疾患研究会では、このテストの結果について1〜3回だと危険な状態としてきました。しかし、実際には肺炎を発症している人で、ゴックンテストの結果が4〜5回できている人も多数いらっしゃるのです。

そこで、私のクリニックを受診された患者さん350人以上に、実際に、ゴックンテストを行ってもらい、年齢で平均回数を出してみました。

その結果、年齢と回数にはみごとな相関関係がありました。

誤嚥性肺炎を防ぐ
「のどトレ」

「むせる」が気になったら、「のどトレ」開始の合図。毎日、歯磨きのあとなどに行うことで、何歳からでも「飲みこみ力」は回復します。
20代の若いのどを目指しましょう！

ゴックンテストで「飲みこむ力」をチェック

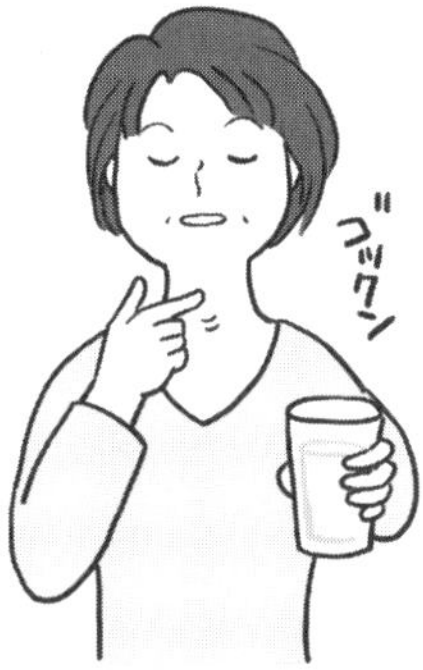

- 水を一口飲んで口の中を湿らせ、唾液をゴックンと飲む
- 30秒間で何回唾液を飲みこめるかチェック
- のど仏の少し上に指を軽くおいて動きをチェック

30秒間での嚥下回数	のど年齢
4回以下	80代
5回	70代
6回	60代
7回	50代
8回	40代
9回	30代
10回以上	20代

30秒間の「飲みこみ」5回以下で、誤嚥性肺炎のリスクが上昇

「のどの筋トレ」2種

あご持ち上げ＋「イーッ」

あごの下に両手の親指をあて、持ち上げるようにしながらあごをグッと下にひく

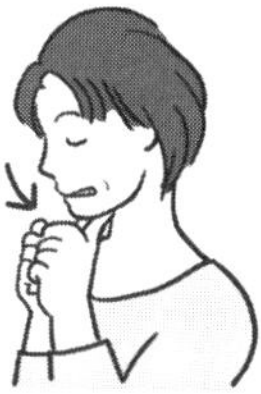

口をできるだけ強く横に開き、「イーッ」と10秒間発声する

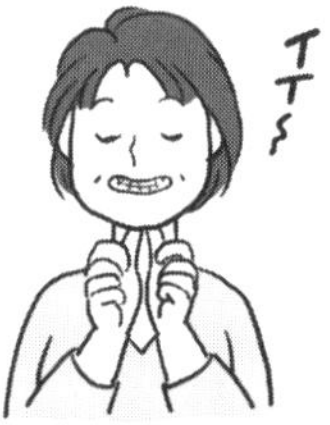

唾液腺マッサージ

指をそろえてほおにあて、上の奥歯のあたりをゆっくりと円を描くようにマッサージする

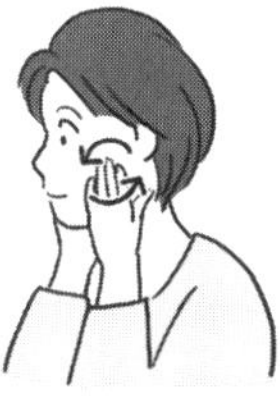

年齢とともに飲みこむ回数が減っていくことがはっきりとわかったのです。

「唾液が出ないので飲みこめない」という声も、よく聞かれました。唾液が出にくくなる疾患としては、シェーグレン症候群がよく知られています。

自己免疫疾患の一つで、唾液腺や涙腺などの外分泌腺に慢性的な炎症が起こり、目や口が乾燥する病気です。女性に多く、年齢とともに増えるので、訴えのあった人にはこの病気の検査をしましたが、1人もあてはまりませんでした。

唾液の分泌を含め、のど年齢は次第に老化し、誤嚥のリスクが高まるのです。

たとえ、シェーグレン症候群のような病気がなくても、年齢とともに唾液の分泌は減り、嚥下機能低下、のど年齢の老化で、誤嚥のリスクが高まるのです。

しかし、これらの筋肉も、筋トレをすることによって柔軟性を取り戻し、よく動かすことができるようになります。

もし、ゴックンテストの回数が自分の実年齢に満たないときは、「のどトレ」を行ってください。朝晩の歯磨きのあとなどの日課にしてもいいでしょう。

「唾液が出にくい」と言われていた人も、あごの上あたりの唾液腺をよくマッサージすることで、分泌を促すことができています。

できるだけ早い年齢から始めることで、のどの機能も回復しやすくなります。

よく笑いよく話し「のどトレ」で全身の老化予防

「ゴックンテストをしてみたら、年代ぴったりの回数でした。のどは老化していないとみていいのですか」

このような質問を受けたことがあります。

年齢ぴったりの回数は、年齢相応にのどが老化しているということです。そのまま放置すれば、年齢相応に誤嚥性肺炎のリスクが上がってしまいます。

私は、どの年代の人にも「30秒で10回」をぜひ目指してほしいと思っています。

無理ではありません。以前、あるアナウンサーにやってもらったところ、50代の人ですが10回できていたのです。

職業柄、よく話したり笑ったりすることで、顔の表情筋や口腔筋、のどの筋肉をよく使っていること。そして、よい声を出すために日頃からのどのケアをよくしていることが、飲みこみ力が高い理由だと思われました。

逆に、定年を迎え仕事を辞めて人との付き合いの減った人が、急激に誤嚥性肺炎を起こしやすくなることがあります。

人と会話をしない。笑ったり声を出すことが減った。一日中、家の中で背中を丸めてテレビを見ている…という状態は、体の筋肉だけでなくのどの筋肉も衰えさせるのです。

こうした環境の中、飲みこむ機能だけでなく、よく嚙む機能が低下していくと、滑舌が悪くなり、食べこぼしが増えてくるなど口腔機能全体の低下が起こります。「オーラルフレイル」といわれ、高齢期の「嚙めない」「食事をのどに詰まらせる」「栄養が十分にとれない」という問題になります。

肺炎は薬で治せても、のどの機能低下により再発を繰り返しやすく、生活の質がしだいに落ちていきます。この悪循環は、寝たきりや認知症の原因にもなり、肺炎による入院は、認知症の発症リスクが約2倍になるというデータもあるのです。

肺炎にならないようなのどの若さを維持することで、これから先の人生をどれだけ豊かで楽しいものになるかを、ぜひ意識してください。

91ページの「あご持ち上げ＋イーッ」体操や「唾液腺マッサージ」は、オーラルフレイルの予防にもなります。このほか、しっかり噛んで食べることや舌をよく動かす運動も効果があります。

歌を歌うのもよいことです。息を吐く力が弱ってくると声が出にくくなります。合唱や朗読、詩吟など長く声を出すレッスンは、長く深く呼吸する習慣を付けることになるので有益です。

カラオケもおすすめです。のどが乾燥しないよう水分を充分にとりながら、楽しく歌ってのどの筋肉を鍛えてください。

食後のうたたねやうつぶせ寝も、実は危険だった！

友人と楽しく会話をしながらのランチは、口腔筋やのどの筋肉をよく使うので誤嚥性肺炎の予防にもなるでしょう。しかし、「むせる」という症状がひんぱんに出るときは配慮が必要です。

嚥下機能が低下すると、食べているときに横から声をかけられたり、テレビの音に顔を上げたりした瞬間に食べ物がのどにひっかかりやすいのです。

テーブルに対して正面を向き、姿勢をよくして食事に専念することが、誤嚥のリスクがある人にとって、とても大切です。

テレビやスマホを見ながらの「ながらご飯」もやめましょう。

最近注目されているのは、誤嚥性肺炎と逆流性食道炎の関連です。

逆流性食道炎は、出過ぎた胃酸が逆流し、食道に炎症を起こして「胸やけ」「げっぷ」「酸っぱい液体が上がってくる」などの症状が出るものです。

食道から胃につながる部分の筋肉がゆるみ、胃酸の逆流を防ぐ仕組みが働かなくなることが、逆流の大きな原因とされています。

逆流した胃酸や胃の内容物が気管に入りこみ、誤嚥性肺炎のリスクにもなるのです。ぜんそくで激しくせきこむことにより吐いてしまうと、胃液も逆流してきます。そこで、ぜんそくのコントロールが悪いと、逆流性食道炎を併発する人が多いことは知られています。

同じ理由で、**食べたすぐあとに、ゴロリと横になるのもよくありません。**

胃の中にまだ食べ物があるうちに体を横にすると、胃の内容物と胃酸が食道に逆流しやすくなります。このとき、口の中の細菌を含んだ唾液だけでなく、逆流をした胃液も気管に入る危険があるのです。

食事をしてから2時間は、横にならないようにしましょう。どうしても眠いときには、イスにもたれた姿勢がおすすめです。

なお、うつぶせに寝るクセのある人は、胃が圧迫されて胃酸がのどに逆流しやすく、逆流性食道炎、さらには誤嚥性肺炎のリスクとなります。誤嚥や胃酸の逆流を防ぐ観点では、左にループした胃の形状から左を下にした横向きで寝るのがよいとされています。

逆流性食道炎は、食べ過ぎやお酒の飲み過ぎ、肥満により起こることがよく知られています。また高齢者では、背骨の骨折（脊椎圧迫骨折）もリスクになります。

次のような生活習慣も要注意です。

- **猫背の人や前かがみ姿勢で過ごすことの多い人**
- **腹部をベルトなどで締めすぎる服装をする人**
- **重たいものを持つなど、おなかに力を入れる仕事をしている人**

日頃の姿勢や生活習慣について思い当たるふしのある人は、この機会に改善してみましょう。逆流性食道炎の治療を行って症状が改善すると、ぜんそくも軽快することがありますし、誤嚥性肺炎のリスクも下がります。

口腔ケアで全身病を予防

口の中の細菌を取り除くため、朝起きたら食事前に歯を磨きましょう。

口の中の細菌は、寝ている間に増えます。そのまま朝食をとると、誤嚥が起きたときに細菌が気管に入りこみやすいのです。

歯磨きは、1日4回以上をおすすめします。

虫歯や歯周病のある人は、きちんと治療を行って口の中の細菌が少ない状態を心がけてください。

歯周病の原因菌は、狭心症や心筋梗塞、脳梗塞などの血管障害、誤嚥性肺炎、糖尿病を引き起こすことがわかっています。

口腔ケアは、こうした全身性の病気の予防にもつながります。また、毎冬〜春に大流行するインフルエンザの予防にも、口腔ケアは重要です。口腔内細菌から放出されるプロテアーゼ、ノイラミニダーゼというたんぱくは、インフルエンザウイルスが気道に侵入し、増殖するのを促進してしまいます。

つまり、口腔ケアで口腔内細菌が減少すれば、プロテアーゼやノイラミニダーゼも減少し、インフルエンザを発症しにくくするのです。高齢者施設では、**歯の治療や歯磨きなどの口腔ケアをしっかり行うことで、インフルエンザの発症が10分の1に減少した**とする報告もあります。

のどの老化から起こる、いびきとSAS（睡眠時無呼吸症候群）

眠りは、体と脳をメンテナンスするために重要な時間です。

一晩の眠りには、浅い眠りであるレム睡眠と、深い眠りであるノンレム睡眠のサイクルが数回繰り返されています。中でも、入眠直後の深いノンレム睡眠中には、成長ホルモンが多量に分泌され、細胞の新陳代謝を促して脳の疲れを取り、免疫力を高めるといわれています。

よい睡眠は、寝ながらできる若返りの秘策であり、年齢を重ねるとともに必要になっていくはずなのです。

ところが、現実にはよい眠りを得るのは年とともに難しくなっていきます。それには呼吸が大きく影響しています。

まず、いびきは鼻からのどにかけての「上気道」が狭くなって起こります。その狭い気道を勢いよく息が通過するので、粘膜が振動していびきが出るのです。

「若い頃にはかかなかったのに、最近いびきをかくようになった」という場合、老化によってのどの筋肉がたるみ、上気道を圧迫していると考えられます。

特にあおむけに寝ると、たるんだのどの筋肉や脂肪が上から上気道を押しつぶし、いびきがひどくなります。

轟音のようないびきをかいたり、夜中に何度も呼吸が止まっているときは、SASも疑われます。


女性も、40代からいびきやSASが増えていきます。


これは、女性ホルモンの一つであるプロゲステロン（黄体ホルモン）が、上気道を開く働きをしていたからです。

更年期に入る頃から女性ホルモンが減少するため、気道が開きにくくなってしまうのです。

睡眠時無呼吸は生活習慣病のリスク

SASでは、就寝中にいびきと無呼吸を繰り返します。10秒以上の呼吸停止を「無呼吸」とし、一晩（7時間程度の睡眠）で30回以上、または1時間に5回以上の無呼吸がある場合、ＳＡＳと診断されます。

ＳＡＳの症状には個人差があり、ひどい人では一晩に１００回以上、また１回に１分半も呼吸が止まっていることもあります。

息が止まると血中の酸素量が減少するため、体は苦しくなって交感神経が緊張し、血圧が急上昇します。ホルモン分泌にも影響し、糖代謝が悪くなって糖尿病のリスクにもなります。

眠りの質が低下するため、日中に強い眠気があり、「周囲から居眠りを指摘されて困っている」「眠くて集中力が落ち、仕事でミスが増えてきた」というような事態も起こってきます。

この集中力の低下は、運転中の事故などの原因になるだけでなく、動脈硬化や不整脈を招き、ついには心筋梗塞を引き起こして寿命は7年縮むといわれているのです。

認知症のリスクになるという研究報告も認められます。

のどについた脂肪が上気道を圧迫するため、ＳＡＳは肥満の人に起こるものと考える人は多いかもしれません。

しかし、日本人の場合、ＳＡＳ患者の３分の２は肥満ですが、３分の１は肥満ではなく、むしろ「小顔」など骨格の問題です。

あごが小さいと舌がその中に納まりきらず、のどの奥の上気道のほうに下がってしまいます。このため、気道が圧迫されていびきをかき、無呼吸になるというケースもよくあるのです。

扁桃腺肥大や、鼻づまりによる口呼吸などが原因になっているケースも見られます。お酒を飲むと筋肉が弛緩し、のどの筋肉もゆるむため、どんな人もいびきをかきやすくなります。小さないびきはそんなに心配することはありませんが、轟音のような大きないびきは無呼吸かもしれません。

寝返り、横向き寝のしやすい環境を作ろう

いびきが気になるときは、枕と寝方を工夫してみましょう。

いびきで苦しくなると、自分で寝返りを打って横向きになり、気道を開いて呼吸を楽にしようとします。

寝返りがしやすく、気道を圧迫しない高さの枕や寝具を選ぶことも、改善につなが

ります。

枕は柔らか過ぎず、上気道をふさがない高さに調節できること。寝返りがスムーズにできることが重要です。ここでは山田朱織枕研究所の手作り枕をご紹介しましょう。

家にあるもので作ることができ、自分の頭と首の状態に合わせて調整できるのがミソです。使っているうちにへたってきたら、タオルケットを畳み直して調節してください。

フード付きのトレーナーなどは首回りを圧迫し、寝返りを邪魔してしまうため、寝間着にはおすすめできません。パジャマは体を締め付けず、寝ている間の動きを妨げないゆったりしたものがおすすめです。

CPAPなどで積極的な治療を

いびきに効くグッズは、たくさん出回っています。鼻炎で口呼吸の人では鼻腔を開くタイプのグッズもよいでしょう。しかし、のどの筋肉がたるんで気道を圧迫しているタイプのいびきには、鼻腔を開くグッズは意味がなさそうです。

呼吸が楽になり、寝返りもしやすい

手作り玄関マット枕

玄関マット（汚れていないもの）を三つ折りにし、その上にたたんだタオルケットを載せて枕を作る

タオルケットは八つ折りにする（大きなものはさらに三つ折りにし、12折りにする）

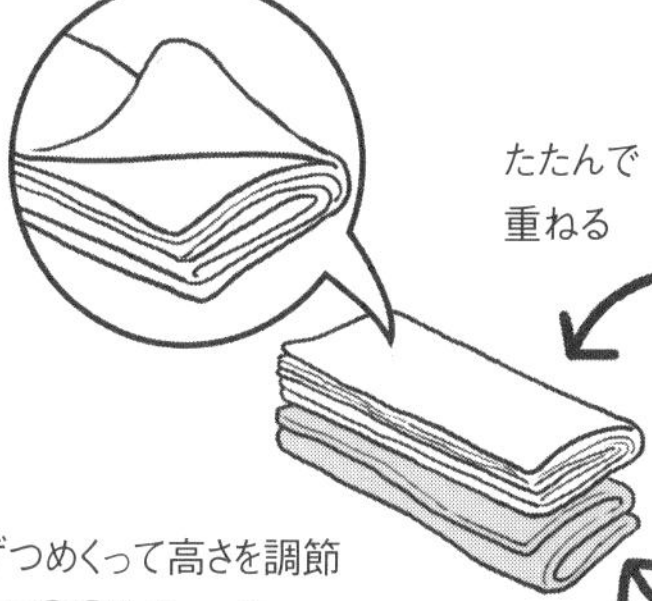

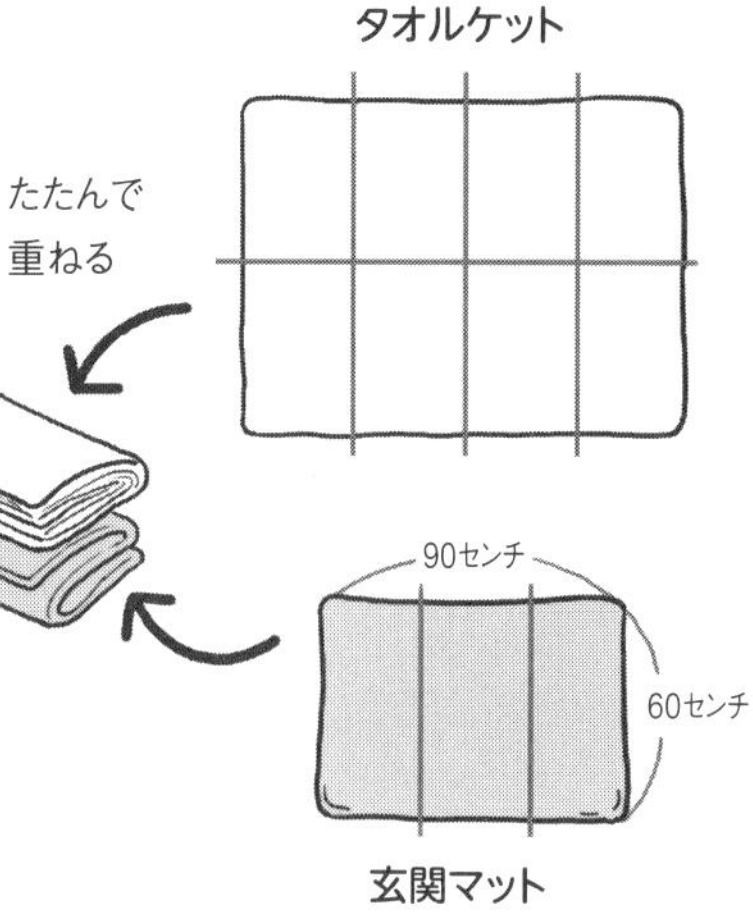

1枚ずつめくって高さを調節しながら①②をチェック

チェック②

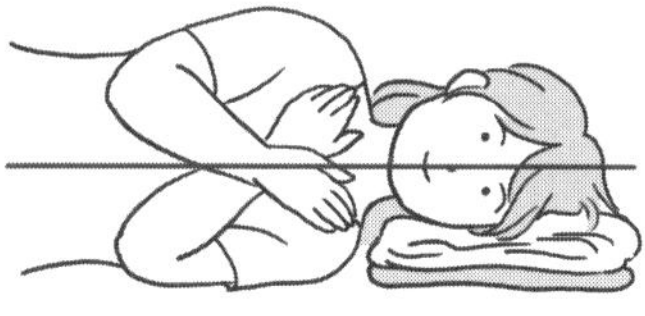

腕をクロスして左右に寝返りがスムーズにできるか

チェック①

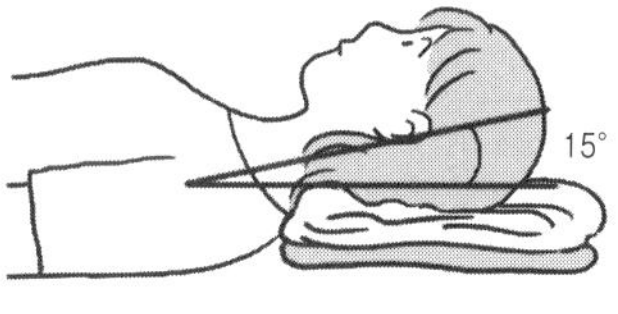

気道を圧迫せずに楽に呼吸できる高さか

①（あおむけ）と②（横向き）をチェックしながら高さを調節（高いと感じたらタオルケットを1枚めくる）

いびきに効くというサプリメントも出ているそうですが、今のところ、医学的な論文報告のあるような栄養成分はありません。

もし、いびきがあって健診で高血圧や高血糖が指摘されていたら、呼吸器内科や睡眠の専門外来を受診して、ＳＡＳの検査をおすすめします。

まずは、簡易型の小型モニター（貸し出し）を使って、自宅で１～２晩の睡眠時の呼吸状態と血中酸素濃度を測定します。ＳＡＳがあると、夜間に何度も血中の酸素濃度が下がります。

この簡易検査で重症のＳＡＳと診断されると、確立された治療法として「ＣＰＡＰ（シーパップ）＝持続陽圧呼吸療法」が健康保険で適用となります。鼻、または鼻と口にあてたマスクから、空気が適切な治療圧でのどに送りこまれる装置で、就寝中の気道を広げ、無呼吸を防止します。

すでに１９９８年から健康保険の適用されている治療法ですが、現在の機械はかなり小型化されたこともあり、使用している患者さんは、出張先や旅行先にも持って行くことができるようになりました。

重症のＳＡＳ患者では、ＣＰＡＰ治療を行っていた場合は、そうでない場合に対し

て明らかに寿命が延びたという研究があります。

なお、簡易検査で重症のＳＡＳという診断に至らず、ＣＰＡＰか無呼吸のマウスピースの適応かの判断が難しい場合は、１泊入院にて、脳波や心電図を含め、睡眠状態を詳しく検査して診断を行います。

軽症のＳＡＳ患者の場合は、歯科で無呼吸専用マウスピースを作り、就寝中に着ける方法があります。このマウスピースは、下あごを前方に少し出すことによって上気道を広げ、無呼吸を防止するものです。これも保険適用で作ることができます。

たばこをやめて、肺年齢の老化を食い止めよう

ＣＯＰＤは、以前は「肺気腫」と呼ばれていた病気です。別名「たばこ病」ともいわれ、有害物質やガスを吸いこみ続けることで気管支が炎症を起こすもので、長い期間かけてゆっくりと進行するため、患者さんのほとんどは高齢者となります。

慢性的にせきやたんの出る状態が10～20年も続き、しだいに階段や坂道を上るときなど、ちょっとした動作でも息切れが起こるようになります。

肺に酸素を取りこむことができなくなり、携帯用酸素ボンベを使った在宅酸素療法が行われますが、このように肺の機能が下がった状態が続くと、風邪や疲労をきっかけに急速に呼吸困難を起こしやすくなりますし、重い肺炎につながってしまうこともあります。

肺炎は日本人の死因第3位であり、75歳以上ではがんよりも肺炎による死亡が多くなります。

現在、40歳以上の8・6％がＣＯＰＤを発症しており、およそ530万人の患者が

いるとされています。これは、たばこを吸う人の15～20％になります。また、たばこを吸い続けると、ＣＯＰＤのほかにぜんそくを合併することもあります。

がん統計によれば、肺がんの死亡のうち、男性で69％、女性で20％は喫煙が原因と考えられています。がん全体の死亡でも、男性で34％、女性で６％は喫煙が原因と考えられています。

もちろん、たばこを何十年間吸い続けても、病気にならない人がいるのは確かです。これはたばこの害に感受性が高く被害を受けやすい人と、そうでない人がいるのです。ですから、**周囲に「たばこをずっと吸い続けたが、がんにもＣＯＰＤにもなっていない」という元気な高齢者が1人いたとしても、それでたばこには害がないということの証明にはなりません。**

たばこに感受性のある人が20歳から吸い続けた場合、早くも40代で呼吸機能は約半分に低下し、ＣＯＰＤを発症すると考えられます。私の患者さんの中にも、30代、40代の若年性ＣＯＰＤの患者さんが、数人いらっしゃいます。

では、自分や家族がたばこの感受性が高いかどうかはどうすればわかるでしょうか。

現時点では、感受性を調べるような検査はないのですが、人間ドックなどで肺機能検査を行い、肺年齢を測定することでCOPDを早期に発見することは可能です。

先日、テレビの医療バラエティー番組で、タレントの皆さんにこの検査を行ってもらったところ、40代のMさんの肺年齢が74歳だったのです。

この方も、20代から二十数年間たばこを吸い続けているとのことでした。もはやCOPDの初期であり、禁煙を強くお願いしました。

また、たばこは自分の病気リスクが高まるだけでなく、家族の健康も阻害します。受動喫煙や、次ページで説明する「三次喫煙」によって、妊婦・新生児では流産、早産、乳幼児突然死症候群などのリスクが高くなります。

子どもへの影響は、中耳炎、気管支炎など呼吸器の感染症、小児がん、身体発育の低下、歯肉の着色、言語能力の低下、落ち着きのなさ、知能指数の低下などにも及ぶことが報告されています。

ここまで解明されているのですから、自分や家族が病気になる前にやめたほうがよいのでは…というのが、呼吸器内科専門医である私の率直な考えです。

たばこをまずくする「禁煙補助薬」を使うことで、禁煙の成功率は上がっています。

保険治療が可能ですから、禁煙の決心を固めたものの自分1人では続くかどうか不安なときは、ぜひ禁煙外来に相談してください。

「お医者さんといっしょに禁煙」というテレビコマーシャルのとおり、禁煙のお手伝いをさせていただきます。

たばこの粒子はPM2・5だった！

たばこに含まれるニコチンは、神経細胞を刺激して「やる気物質」であるドーパミンを放出させるため、吸うと一時的に気分が落ち着きます。そして、血中のニコチン濃度が低下するたびに、ドーパミンを求めてニコチン切れのイライラが起こります。

「たばこを吸うとスッキリする」

「しばらくするとまたイライラする」

なかなかやめられないのは、このループに陥ってしまうからです。

このような繰り返しが脳内で常に起こっているため、喫煙者は吸わない人よりもうつ病リスクが高いとされています。これは英国での調査結果なのですが、日本では、喫煙者に自殺者が多いという報告があります。

国立がん研究センターの2005年の報告では、全国9地域で同時に行った調査で、1日の喫煙本数が多くなるにつれて自殺リスクが統計学的に見て明らかに高くなりました。まったく吸わない人を1とすると喫煙指数30未満で1・3倍、喫煙指数60以上の人では、2・1倍となったのです（喫煙指数＝1日の喫煙本数÷20×喫煙年数）。

喫煙者にがんや動脈硬化による狭心症、COPDの発症が多いことは明らかですが、受動喫煙についても、2016年に国立がん研究センターは「日本では受動喫煙が原因で年間1万5000人が死亡している」という推計を発表しました。

たばこはもちろん、ぜんそくの大きなリスクです。中国から飛来するPM2・5とは、2・5マイクロメートル以下の微小粒子状物質のことですが、たばこの煙には、PM0・1〜0・5という微小粒子物質が含まれています。

たばこの粒子が小さくて軽いので、空気中に長く飛散し、壁やカーテンにも付着します。付着した微小粒子は、なんらかの拍子に部屋中を飛び、これを吸いこむと肺の奥深くまで傷付けます。

つまり、たばこはまさしくPM2・5なのです。そして、たばこを消した後に浮遊するたばこ粒子を吸入することを「三次喫煙」ともいっています。

たばこの「三次喫煙」は、受動喫煙とともに今問題になっています。

換気扇の前で吸っても、室内のたばこの微小粒子は減らせないことが実証されています。ベランダでの喫煙者を「ホタル族」というそうですが、**近隣に住む人の健康被害が深刻であることがわかってくるとともに、「近隣住宅受動喫煙被害者の会」が設立された地域もあるようです。**

新型たばこの危険性は未知数

タールを含まないとされる「新型たばこ」は、ニコチンを含んだ煙を吸う「非燃焼・加熱式たばこ」と、ニコチンを含まない液体の蒸気を吸う「電子たばこ」の2種類に分けられます。

どちらも、目に見える紫煙は出ていませんが、特殊なレーザー光を新型たばこを吸っている人の吐いた息に照射すると、両方とも大量の「エアロゾル（煙霧体）」を出していることがはっきりしています。

このため、安全とはいえず、WHO（世界保健機関）では、「受動喫煙者の健康を脅かす可能性がある」としています。

日本呼吸器学会でも、電子たばこは「依存性物質であるニコチンその他の有害物質を吸引する製品なので、使用者にとっても、受動喫煙させられる人にとっても、使用は推奨できない」としています。

熱中症よりもっと怖い、夏血栓を見逃さないで

「人間の体の約60％は水でできている」と、聞いたことがあると思います。体重50キロの人なら30リットルの水が、常に体内にあります。その水分は汗や尿だけでなく、皮膚や呼吸からも常に失われています。

温暖化の影響で、夏の暑さは年々厳しくなっています。

夏場、のどの渇きを感じたときには、すでに体の2％分の水が失われています。3％の水分が失われると血液が濃くなり、心臓への負担が大きくなります。4％で皮膚の紅潮や疲労感、尿の減少、5％で頭痛が見られます。さらに、8～10％の水分を喪失するとけいれんを起こし、20％以上では無尿となり死んでしまいます。

この2％、3％という水分不足の数字を体内で実感できれば、これほど多くの人が脱水症で命を落とすことはないでしょう。実際には「暑くて息苦しい」「日差しを浴びたので疲れた」としか感じられず、のどの渇きにも気づかないことが多いのです。

特に、子どもや高齢者では、脱水症はあっという間に進行してしまいます。また、

せきぜんそくなどでたんがからみやすい人は、水分不足でたんを排出できにくくなり、症状が悪化しますので注意が必要です。

ぜんそく発作などで呼吸が荒くなると、「はーはー」という呼吸からけっこうな量の水分が出て行ってしまうので、さらに脱水になりやすくなるのです。

脱水を起こしているかどうかを自宅で簡単にみる方法として、手の甲をつまむ「ツルゴール反応」を知っておいてください。

手の甲の皮膚を指先でつまんで手を離したとき、戻るのに2秒以上かかったら脱水症を起こしている危険性があります。

十分に水や経口補水液で水分補給をすると同時に、医療機関にかかってください。

やせたお年寄りで手の皮膚ではわかりにくい場合は、鎖骨の上の皮膚をつまんでチェックできます。

なぜか室内での熱中症が急増している！

水分は、食物からも1日で1リットル程度はとっていますが、脱水予防のためには、それ以外に飲料水として1日1・5リットルはとってほしいものです。

こまめに水分をとるために、1時間に100ミリリットル、小さなコップに八分目ぐらいの水やお茶を飲む習慣を付けましょう。1日16時間起きているとして、1・5リットルは充分に摂取できる計算です。せきぜんそくの人も水分を多くとることで、たんが軟らかくなって出しやすくなり、呼吸は楽になります。

トイレが近くなるからといって、水分を控えるのは禁物です。

近年、熱中症で救急搬送される人の中に、家の中で発症する高齢者が急増しているという事実があります。

テレビの報道番組の取材で、高齢者の多い団地に伺い、高齢者の熱中症リスクをチェックさせていただいたことがあります。

驚いたことに、**室内が30度でも、エアコンをつけていない高齢者が多いのです。**

老化とともに、体内の温度を調節する感覚が鈍くなり、汗をかきにくくなったり、のどの渇きを感じにくいということがあります。

そこで特に高齢の患者さんには、たとえ自分が暑いと感じなくても、「外気温が夏日となる25度を超えたら、エアコンのスイッチを入れてください」と、私は常日頃からお伝えしています。

また、**外気温が25度を超えない4～5月のうちに、汗腺の活動を活発にする「汗トレ」を行うことを提案します。**

夏のはじめにかく汗はベトベトしているのに対し、夏の終わりの汗はサラサラしていると感じたことはありませんか？　夏のはじめの汗は塩分濃度が高いのでベトベト、夏の終わりの汗は塩分濃度が低いのでサラサラしているのです。

熱中症での救急搬送は、酷暑の8月より梅雨明けの7月に多く報告されています。ベトベト汗をかくことの多い7月は体温調節機能が不十分で、むしろ危険な時期なのです。

暑いときに上手に汗をかく機能は、人間にとって重要な体のメカニズムです。この時期に、汗を出しやすい体にしておくことで、その年の夏を乗り切ることができます。

たとえば、入浴はシャワーですませず、湯船に浸かって汗を出すようにしましょう。

そして、朝や夕方の涼しい時間帯に、ウオーキングかラジオ体操などをおすすめします。水分補給をしながら戸外で体を動かし、汗を出しやすい体質を取り戻していくのです。

歩いているときの呼吸は、1分間に20回ぐらい（平静時の呼吸数は1分間に15回）が目安です。1秒で吸って2秒で吐くペースで、息が上がらないよう歩きましょう。

入浴や運動の前後には、水分補給をしっかりと行ってください。

なぜ、日本の夏に「汗トレ」が必要なのか

一般的に、夏に屋外で活動をすると、だいたい3リットル程度の汗をかいてしまいます。汗を専門とする皮膚科医師によれば、活動の内容やその時の気温、湿度によって、9リットルもの汗をかく可能性もあるとのことです。

このような大量の汗に対し、一度に大量の水分補給をしてもうまく体に吸収されず、汗や尿として排泄されてしまいます。そこで、1時間に100ミリリットル以上というこまめな水分補給が必要になるのです。

また、夏の暑さに体が慣れても、秋には日本人の発汗調節はリセットされてしまいます。

一年中暑いところに住むタイ人と、四季のある国に住む日本人を、同じ環境で汗の量を比較した実験があります。

なんと、タイ人のほうが、同じ環境では汗をかかないのです。汗をかかないで体温調節できるように、体が暑さに順応しているのです。

タイ人が熱中症で救急搬送されるというのは、聞いたことがありません。タイ人は長期的に暑さに順応しているのに対し、日本人は短期的には順応するものの、秋にリセットされるため、毎年トレーニングが必要です。

汗の99％は水分で、残りの１％が、ナトリウム、マグネシウムなどのミネラルです。通常の水分補給は水で十分ですが、大量の汗をかいた場合には、塩分の補給も必要になります。

そこで汗の量に応じて、水だけでなく、スポーツドリンクや経口補水液も考慮する必要があります。

スポーツドリンクは経口補水液よりも塩分は少ないのですが、糖分が多く、１リットルで200〜250キロカロリーの糖分が含まれています。一方の経口補水液は、糖分は1リットルで100キロカロリー程度なのですが、塩分は1リットルで2〜3グラム含まれています。

日本人の平均塩分摂取量は1日約10グラムであり、厚生労働省は男性8グラム、女性7グラムを、日本高血圧学会は6グラム、WHOは5グラムの摂取量を目標値としていますから、経口保水液を毎日何リットルも飲んでいると、あっという間に塩分摂取過多になってしまいます。

なお、経口補水液は、「水1リットル＋砂糖30〜40グラム＋塩（3グラム）」で手作りもできます。レモンを入れると、カリウムやマグネシウム、カルシウムがミネラルバランスの調整に働きます。

手作りの経口補水液は作り置きせず、飲み残したものは捨ててください。

「夏血栓」は緊急事態。ビールの飲み過ぎも要因に

「息切れがして歩くのがつらい」「じっとしていても呼吸が荒い」、夏季にこんな症状

が突然起きたら、血栓によって起こる肺塞栓症、つまり「夏血栓」かもしれません。

「血栓」とは、血中にできた血の塊です。夏場は水分不足のため血液が濃くなる「ドロドロ血」になりやすく、いわゆる「夏血栓」の季節なのです。

できた血栓は血液に混じって全身の血管を流れ、血管の詰まりを起こします。これが「梗塞」とか「塞栓」という病気です。脳の動脈で詰まれば、脳梗塞、心臓の動脈に詰まれば心筋梗塞です。

そして、足の静脈にできた血栓が肺動脈を詰まらせると、「肺塞栓症（エコノミークラス症候群）」になります。なお、足の静脈の血栓でむくみや痛みが起きるものを「深部静脈血栓症」といいます。

英国の医学雑誌「ランセット」には、平均気温が32度より高くなると、27～29度の時期に比べて、脳梗塞の死亡率は1・66倍になるという報告があります。「夏血栓」によって、これらのリスクが高まるといってもいいでしょう。

夏血栓が怖いのは、夏バテや脱水症（熱中症）による症状と勘違いされることがあるからです。

血栓症であればすぐに救急搬送して、「血栓を溶かす」ための初期治療が必要です。

ところが脱水と間違われるとまず涼しい場所に連れて行かれ、体を休め水分を補給して…という対処を受けているうちに血栓への処置が遅れてしまいます。

血栓症は、突然死の原因となります。

肺塞栓症は、うまく治療が受けられなければ30％の死亡率となります。心筋梗塞は、カテーテル治療が発達したことにより専門施設での救命率は上がっています。しかし、**いまだに日本人の死亡原因の第2位は心疾患です。**

脳梗塞も治療の進歩で助けられる時代が来ましたが、寝たきりとなったり、言葉が話せなくなったりと、後遺症に苦しむ人は多いのです。

日頃、元気で健康な方でも油断はできません。大学病院勤務時代のことです。東京ドームから32歳の若い男性が胸痛のために救急搬送されました。救急部で拝見した私は、若い男性の胸痛ということでまず気胸を疑い、レントゲン検査をしましたが問題ありませんでした。

次に、左胸痛ということで心電図検査をすると、急性心筋梗塞と診断できました。しかし、なぜ、この年齢で心筋梗塞が起きたのでしょう。

よくよく話を聞きますと、汗だくになりながら野球の応援をして盛り上がり、ビールを数杯飲んでいたというのです。その後、左胸痛を生じ、救急搬送となったのでした。大量の汗で脱水状態だったところに、ビールの利尿作用でさらに脱水となり、血液がドロドロになって、血栓が心臓のまわりの冠動脈で詰まって心筋梗塞を発症したと考えられます。

アルコールの利尿作用は強力です。特にビールの利尿作用は強く、ビールを1リットル飲むと、1・1リットルが尿として排出されます。夏にはビールを飲みたくなりますが、脱水を防ぐにはその晩のうちに水分補給が必要です。

そこで、飲んだ後のデザートとして、スイカやパイナップルに塩をふった、塩スイカや塩パインを食べるのもいいでしょう。果物の水分だけでなく、塩分、カリウム、マグネシウムなどのミネラルが補給できます。

コーヒーや緑茶のカフェインにも利尿作用はありますが、アルコールほどではありません。夏場でも嗜好品として、コーヒーや緑茶を楽しむのは問題ありません。

ただし、スポーツの後など大量の汗をかいたら、コーヒーや緑茶でなく、水での水分補給、場合によっては経口補水液をおすすめします。

夏はなぜ血栓症になりやすい？

気温の上昇と水分不足の影響で、夏は血液が濃くなりやすく
肺塞栓症（エコノミークラス症候群）のほか、脳梗塞、心筋梗塞のリスクも
高まります。水分をこまめにとり、家の中でも体を動かしましょう。

肺の症状
息苦しい、動悸、息を吸うと胸が痛い、胸の圧迫痛、せき、失神

すぐ病院へ！

足の症状
足の腫れ（むくみ）、痛み、足の皮膚が変色する

1時間に100ミリリットルの
水を飲もう

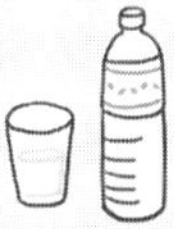

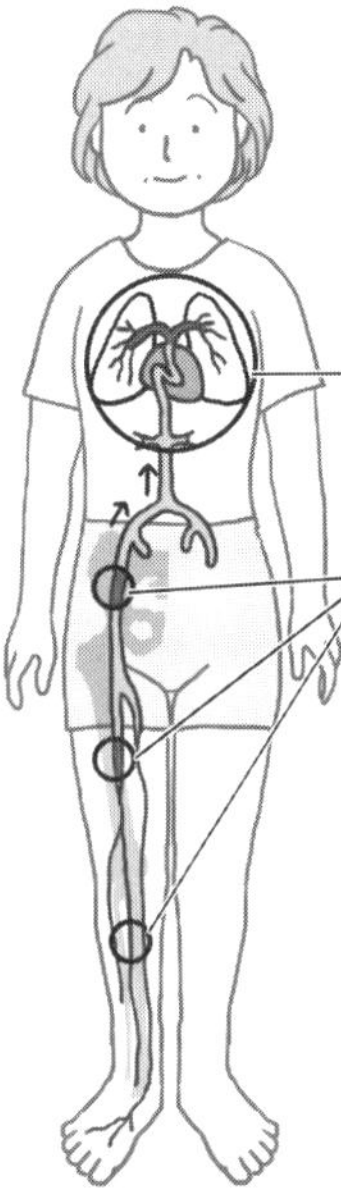

血栓が血流にのって肺動脈（肺に血液を送る血管）に。その結果、肺動脈が塞がれてしまう

↑

足の血管で血の塊（血栓）ができる

↑

体を動かさない
（座りっぱなし・寝たきり）

＋

水分不足

体を動かして血液の流れをよくしよう

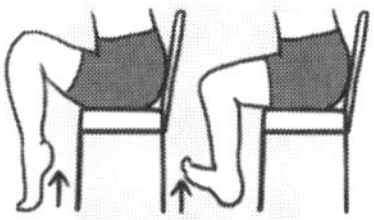

つま先・かかとの
上げ下げ

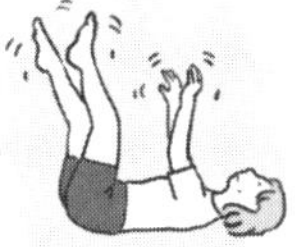

手足をブルブル

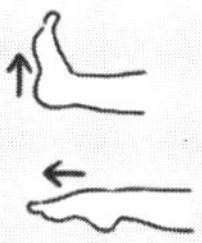

つま先曲げ伸ばし

エコノミークラス症候群を予防する

また、コーヒーを飲んで1日座っているデスクワークのサラリーマンで、夏血栓を発症したという事例もありました。

この方は息切れのために当クリニックを受診されたのですが、レントゲンを撮るとわずかに肺動脈が太く詰まったように見えました。また、血液検査ではDダイマーという血栓マーカーの数値が高かったため、大学病院を紹介したのです。すぐに向かっていただいたところ、その方は大学病院の待合室で倒れて心肺停止となったのです。迅速な対応によりなんとか救命することができ、現在も当クリニックに通院してくださっています。

肺塞栓症は、飛行機や車の座席などで長時間座っているために起こる「エコノミークラス症候群」としても知られていますが、デスクワークの仕事でも、発症すると考えると、怖いですね。

暑さのため外出を控えている人も、家の中で同じ体勢を取り続けないこと。歩いたり足先を動かすエクササイズを1時間に一度は行うようにしましょう。

肺や心臓の病気がある人、糖尿病や高血圧症の人、寝たきりの高齢者も血栓リスクが高まります。**夏は特に、「水分補給」「手足を動かす」「こまめに姿勢を変える」を心がけましょう。**

また、座っていることの多い人は、弾性ストッキングをはくのもよいことです。手術後で体を動かせない患者さんの血栓予防にも使われているものですが、「着圧ストッキング」といわれる市販品でも効果はあります。エアコンによる冷えを予防し、足のうっ血を改善して静脈瘤《じょうみゃくりゅう》を防ぐことにも役立ちます。

第3章

冬春夏秋、「呼吸力」をアップする暮らし方

「冬」＝風邪・インフルエンザを予防・撃退する環境

インフルエンザの患者報告数は、毎冬、正月明けから2月頃にもっともピークを迎えます。その背景にあるのは、この時期の寒さと乾燥。冬に活動するウイルスにとっては活動しやすい環境で、感染が広がりやすいということです。

風邪やインフルエンザの原因となるウイルスは、のどの粘膜から体内に入りこんで症状を起こします。**これに対し、ウイルスが侵入するのを防ぐために、鼻毛がブロックしてくれます。さらにのどの細胞には線毛というものが付いています。**これがウイルスを捕まえ、たんにして外に押し出してくれるのです。

このとき、適度な湿度があると線毛の動きが活発になり、ウイルスが体外に排出されやすくなります。

加湿器には水道水を使う

まず、室内の空間作りとしては、適度な温度と湿度を保つことです。**部屋の温度は26度程度。加湿器で部屋の湿度を50〜60%に保つようにします。**

湿度の高いところではインフルエンザウイルスの活性は低下し、感染が起きにくくなると、長い間考えられていました。

しかし、２０１８年は夏から秋の湿度が高い時期にも、インフルエンザによる学級閉鎖が相次いで報告されました。また、２００５年頃から、沖縄では夏でもインフルエンザによる学級閉鎖が報告されています。

２０１８年７月に米国から発表された最新研究では、湿度が高くてもインフルエンザの活性が低下しませんでした。これが、夏や秋にもインフルエンザが発症する理由だと思われます。

ただし、夏や秋は、湿度が高いことによってのどの線毛が活発に動いてウイルスを排除してくれます。このため、冬のように大流行にはなりません。

空気の乾燥する冬に加湿器で湿度を保つことは、私たちの体内の線毛活動の活発化、

つまりのどの免疫力をアップするのに有効なのです。

なお、加湿器には超音波型、スチーム型、気化型、ハイブリッド型などさまざまなタイプがありますが、どんなものでもまずフィルターやセットする水を常にきれいにし、カビや細菌が繁殖しないようにすることが重要です。

加湿器に使う水は、ミネラルウオーターではなく、水道水を使用してください。水道水には微量に塩素が含まれているため、カビの繁殖を避けると考えられます。

ウイルスの感染経路に新たな事実！

風邪やインフルエンザのウイルスは、これまで、おもにせきやくしゃみによる飛沫感染と、手や指による接触感染で広がると考えられてきました。

しかし、2018年2月、米国からインフルエンザの空気感染の可能性が研究報告されました。インフルエンザ患者のせきをしていないときの呼気（吐いた息）のサンプルから、感染力のあるインフルエンザウイルスが高率に認められたのです。

吐き出されたウイルスは、大気中を長い時間漂う可能性があります。インフルエン

風邪の感染を防ぐ基本は
こまめな手洗い

❶

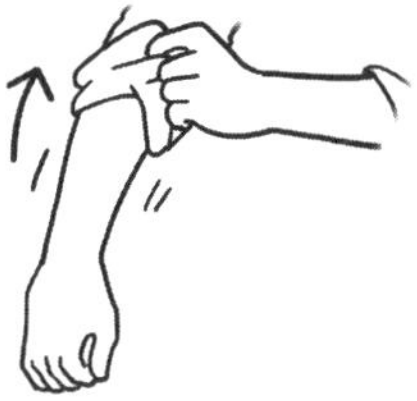

指輪や時計などは外し、袖をまくって手首の上まで水で濡らす

❷

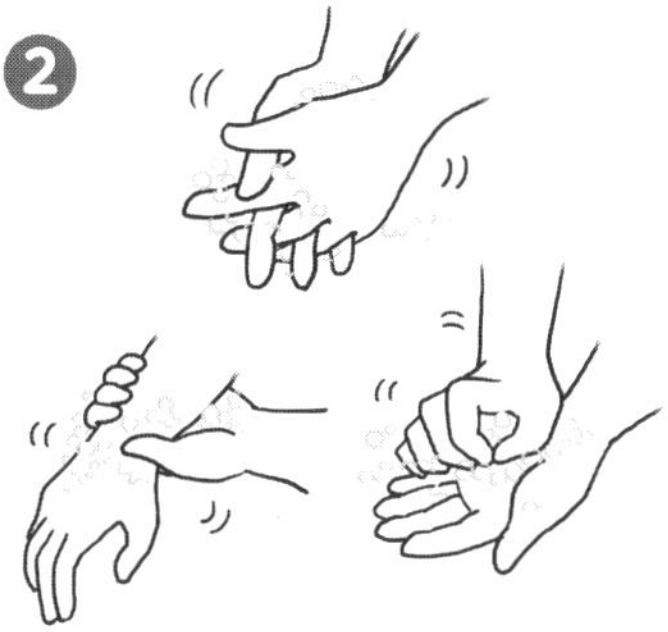

石けんをつけて、手のひらや甲、指の間や爪の間、手首を最低でも30秒かけてていねいに洗う

❸

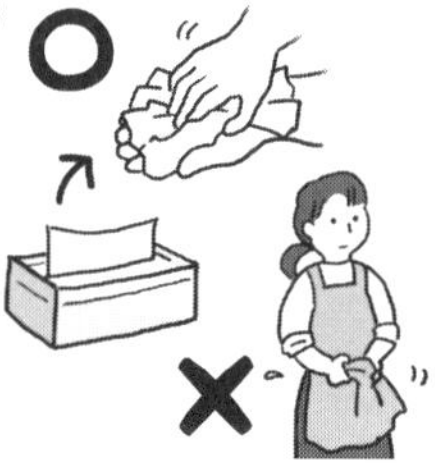

流水で石けんをしっかり落とし、ペーパータオルや清潔なタオルで水分をしっかりと拭き取る

❹

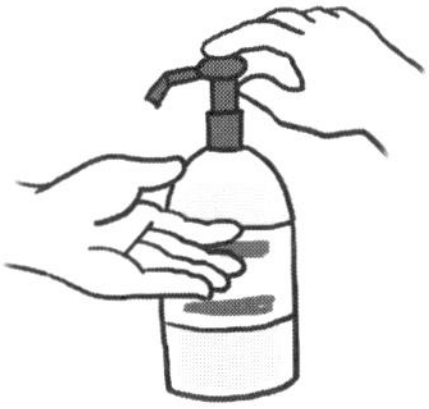

目に見える汚れや、血液、体液（尿、アカ、フケを含む）の付着がないときは、アルコール性手指消毒薬だけでもよい
※手荒れを防ぐため、石けんでの手洗いとアルコール性手指消毒薬は併用しません

※参考『医療現場における手指衛生のためのCDCガイドライン part2 手指衛生クリニック』など

ザの空気感染の有無、頻度をいかに予防するかということは、今後の課題です。

現状では、まず飛沫感染を防ぐためのマスクや、接触感染を防ぐ手洗いという予防の基本を押さえておきましょう。

古いデータですが1982年に報告された米国の研究では、金属に比べて衣服やタオルなどの繊維についたインフルエンザウイルスの活性が保たれる時間は短く、15分程度と報告されています。

一方、金属やプラスチックに付着したウイルスは24時間以上も活性が高く、接触感染の大きなリスクになります。ドアの取っ手やテーブル、階段の手すりなど、人が触るものには、この時期どこにでも、ウイルスが付いていると考えるべきでしょう。

外出先から帰ったときやトイレのあとなど、手に目に見える汚れがついているか、たんぱく性物質（血液、排せつ物、体のアカ、フケなど）で汚れた場合には、石けんで手洗いします。30秒以上の時間をかけ、石けんをよく泡立てて洗い、水気を清潔なタオルまたはペーパータオルで拭きとるところまでていねいに行います。

CDC（米国疾病対策予防センター）では、これらの汚れがないときは、アルコール手指消毒薬のみを使うとしています。アルコール手指消毒薬は、石けんと流水よりも消毒効果が強く、短時間で手を乾燥させたまま除菌できるのがよいのですが、汚れを取る効果はありません。最近では、非アルコール性で抗菌作用が1週間持続する消毒薬が商品化されており、ドアノブや手すりなどの接触感染対策には有効と思われます。

緑茶を使った大谷式うがい

うがいの効果については、風邪とインフルエンザで考え方が異なります。

まず、風邪予防については、京都大学からの研究報告があります。ヨードうがい液でのうがいをした群、水うがい群、うがいなし群の3群で、その効果を比較したのです。

当初、我々呼吸器内科医師は、ヨードうがい液でのうがいの効果が最も高いと予想していました。しかし、結果としてもっとも風邪予防効果が高かったのは、水うがい群でした。

その理由は、ヨードうがい液を使用すると、口腔内の正常な細菌叢まで消毒されてしまうと考察されます。この結果から、風邪を予防するには水うがい、風邪をひいてしまったら、うがい薬を使うというのが、うがいの正しいやり方といえるでしょう。

また、インフルエンザ予防については、数年前から厚生労働省のホームページから「外出後のうがい」という項目が削除されています。口や鼻から入ったインフルエンザウイルスは、比較的早期に細胞内に侵入するため、これを予防するには30分間隔で頻繁にうがいをする必要があることになります。しかし、それは現実的でないですよね。

一方、静岡県立大学の研究では、高齢者施設において1日3回の緑茶うがいでインフルエンザの発症を予防できたと報告されました。緑茶に含まれる抗酸化物質カテキンの効果が、期待されているといえます。

これについては、厚生労働省により水うがいによるインフルエンザ抑制の効果が否定されている中で、1日3回の緑茶うがいが有効かどうかまだ結論を出せないのではないかというのが、私の感想です。

そこで私の場合は、インフルエンザ流行期には、患者さんを1人診察するごとに緑茶を数口飲む、つまり7〜10分間隔でのどにカテキンの効果を届けることにしています。

静岡県立大学からのエビデンスのアレンジですが、この大谷式予防法も、お試しいただければ幸いです。

大谷式マスクの付け方と捨て方

マスクは飛沫感染を防ぐためには、この時期欠かせないアイテムです。

一般的な不織布のマスクは目の粗い構造のため、花粉のような大きな粒子ははねのけても、ウイルスは通してしまいます。そこで「風邪予防にはマスクは意味がないのでは?」というご質問をいただくことがあります。

確かにウイルスは通してしまうものの、くしゃみやせきからの飛沫はブロックしてくれるのです。さらに、マスクで口と鼻をしっかり覆うことにより、保湿効果でのどの線毛運動も活発になります。

ただし、製薬メーカーの調査によると、70%以上の人が正しくマスクを装着できていないとされています。

まず、男女や顔の大きさを考慮して、自分にフィットしたサイズを選び、あごや鼻のまわりに隙間ができないように装着します。

装着後は、接触感染予防のために、マスク表面は触りません。マスクを外すときには、片手でゴム紐のみを持って外し、ごみ箱に捨てていただきたいのです。

私は診療日には、せきのひどい患者さんを診察するごとにマスクを取り換えるので、1日20枚程度使用します。休日も外出ごとに取り換えますので、4枚程度は使用していると思います。接触感染予防のために、外したマスクをポケットに入れて再利用しないでいただければと考えます。

マスクをすると息苦しいという人は、背筋を伸ばし、肩の力を少しゆるめて胸を開くと、呼吸が楽になります。

初期の風邪なら、安静より軽い運動を

私は「風邪をひいたかな?」と思ったら、プールで少し泳いで体を動かします。

風邪はひき始めであれば、じっと安静にするよりも軽度の運動をすることで免疫力がアップして、治りが早いのです。

いつもの週末は30分ほど泳ぎますが、風邪予防には5分だけ泳ぎます。エリートア

スリートのような激しい運動は、一時的に免疫を下げますが、軽度の運動は免疫力をアップします。

20分程度のいつもより短い時間でのウオーキングも有効です。ただし、インフルエンザなどで高熱となったり、症状の重い風邪では安静にしてください。

ビタミンDは呼吸器の感染症を予防する

またビタミンDは、これまでカルシウムの吸収を助けて骨の健康に役立つ栄養素といわれてきましたが、最近では風邪や気管支炎、肺炎、インフルエンザなどの呼吸器感染症の予防にも役立つという研究成果がいくつも出てきました。

日本人のデータでも、ビタミンDのサプリメントによりインフルエンザなどの呼吸器感染症を予防できたという報告があります。

そこでおすすめなのは、「手の日光浴」をすることです。ビタミンDは魚やキノコ類からも補給できますが、太陽光のUVB（紫外線B波）を受けることによりビタミンDを体内で合成できるのです。

冬の太陽での紫外線量は、地域によってだいぶ異なります。関東なら20分、北海道で70分、沖縄なら10分程度の日光浴が必要です。

暖かい日はカーテンと窓を開けて過ごし、日差しを浴びるのもいいでしょう。全身に浴びなくても、手を日光にさらしていることで効果はあります。関東なら、出勤や買い物の20分間、手袋をしないで歩けば大丈夫です。

予防接種についての考え方

体にウイルスなどの異物が侵入すると、体内では免疫システムが立ち上がり、その異物の型に応じて「抗体」を作ります。体内に抗体があれば、同じウイルスが侵入しても早めに抗体が攻撃して症状が起こりにくくなります。

ワクチンは、この抗体をあらかじめ人工的に付けようとするものです。

そこで、そのワクチンに含まれるウイルス株であれば、ウイルス感染しても発症しにくく、重症化もしにくいと考えられます。

高齢者や、ぜんそくやＣＯＰＤなどの呼吸器疾患のある人、心臓疾患、糖尿病、腎不全（透析を受けている人）、そのほか持病のある人は免疫力も低下しています。

免疫力の低下した持病のある人は、インフルエンザにかかると重症化しやすくなるため、ワクチン接種がすすめられています。

これらの人と同居する家族も、接種しておくと家の中での蔓延を防ぐ手立てになります。

インフルエンザワクチン接種に関する国内の研究によれば、65歳以上の高齢者では34〜55％の発病を阻止し、82％の死亡を阻止する効果があったとされています。

一方で、若い人では50〜70％程度の発病を抑制するとするデータもあります。若い人は体力があるのでワクチン接種は不要と考える方もいるかもしれません。しかし、日本内科学会では、30代の健康な男性がワクチンを接種せずにインフルエンザを発病して重症化し、人工呼吸管理で何とか救命できたとする報告も行われています。

インフルエンザワクチンは任意接種ですので、人それぞれの考え方がありますが、若くても重症化の可能性はありますし、学校や仕事にも影響します。

大企業では、以前から会社からの補助でワクチン接種が促されていたようですが、最近はいろいろな業種の企業で、会社内での流行予防を検討するようになってきています。

当クリニックでも、近隣の飲食店で若いスタッフが互いにインフルエンザを移し合い、半数のスタッフが発症して営業できない事態が生じたとのことで、社長さんからご相談をいただきました。

その後、ほぼ全員にワクチン接種を受けてもらったところ、年に数名のインフルエンザ発症者が出るものの、店内での大流行はなくなり、営業に支障を生じることはなくなったそうです。

卵アレルギーでワクチン接種できない方以外は、個人だけでなく、企業や家族全員でワクチン接種をすることで、インフルエンザの発症全体が低下するものと考えられます。

65歳以上では2種の肺炎球菌ワクチンを

高齢者では、インフルエンザにかかると肺炎球菌などの細菌にも感染しやすくなり、肺炎や気管支炎、副鼻腔炎、中耳炎、髄膜炎などさまざまな感染症にかかりやすくなります。しだいに体力が落ちて、生活機能全般が低下するリスクが高くなります。

現在、65歳以上の高齢者で今まで成人用肺炎球菌ワクチンを接種したことがない人を対象に、定期接種（公費負担）が受けられます。

肺炎球菌には、90種類の型が存在します。ワクチンには、公費負担の対象となる「23価肺炎球菌ワクチン（多糖体）」と、任意接種の「13価肺炎球菌ワクチン（結合型）」の2種があり、日本呼吸器学会では、この2種のワクチンを連続接種することで、ワクチンの持つ予防効果が高まるとしています。

23価肺炎球菌ワクチンの効果は、5年ほど持続します。その後は、前回の接種から5年を過ぎていれば、再度接種ができます。また、13価肺炎球菌ワクチンは免疫記憶がついており、1回の接種で一生有効です。

二つのワクチン接種を受ける間隔については、日本呼吸器学会／日本感染症学会では、欧米のデータを参考に、13価肺炎球菌ワクチンの接種から6カ月〜4年の間隔で、23価肺炎球菌ワクチンを接種することを推奨しています（「65歳以上の成人に対する肺炎球菌ワクチン接種の考え方」２０１５年１月より）。

「春」＝花粉症は早めの対処で症状を出さない

アレルギー性鼻炎は、花粉やハウスダストのような抗原（アレルゲン＝原因物質）が、鼻や目の粘膜で体内の抗体と反応することで起こります。

中でもスギ・ヒノキ花粉が飛散する2～5月は、日本人の約3割は鼻や目のつらい症状に悩んでいるといわれます。

なぜ、春の花粉症がこんなにも増えているのでしょうか。その原因の一つは、戦後にスギの植林が盛んに行われたためです。

これにより、2030～2050年頃までは、抗原となる花粉の大量飛散は多少の変動はあっても続くとみられます。

これまで花粉症ではなかったのに、ストレスや疲労、生活環境の変化をきっかけに発症することもあります。風邪やインフルエンザにかかったあとは抵抗力が落ちているため、花粉症の症状がひどくなりやすいともいえます。

花粉症の治療は、抗アレルギー薬の飲み薬と点鼻薬、目薬などでの対症療法が一般的です。これらを、くしゃみや鼻水などの症状が出る少し前から使い始めることで症状を出さない「初期療法」が推奨されています。

「薬を飲むと眠くなる」と思っている人もいるかもしれません。アレルギー性鼻炎の薬を飲んで眠気を感じるのは、アレルギー反応を抑える抗ヒスタミン成分が脳にも入りこみ、脳内のヒスタミンの活動も抑えてしまうからです。

ヒスタミンは、皮膚や粘膜ではかゆみや鼻づまり、涙などのアレルギー反応を起こしますが、脳では意識をはっきりさせ、認知機能を高める働きをしているのです。

現在では、**抗ヒスタミン成分が脳関門を通過しないため、眠くならないタイプのアレルギー性鼻炎治療薬が、何種類も出ています**（一部はスイッチＯＴＣ薬として、薬局でも販売されています）。

たとえば毎年２月から症状の出る人なら、１月半ばから薬を処方してもらうことができるので、まず医師に相談してください。

衣服とマスクで徹底ガード

花粉症の季節を迎え、まずやっておきたいのは、生活全体にわたるセルフガードで抗原を鼻や目に触れないようにするということです。

外出時はマスクとメガネ、帽子などで肌や髪を露出させないようにしましょう。**ウール素材の帽子や服は、毛羽だっているために花粉が付きやすく、また一度付いてしまうと落としにくくなります。**

綿や化繊のつるつるした素材のほうが付きにくく、落としやすいのです。衣料品の素材による花粉の付着度の差は8～9倍にものぼりますから、あなどれません。

また、家に帰ったらうがい、手洗いと同時に、顔も洗って花粉を落としましょう。

市販の不織布マスクは、値段もさまざまで材質や形状にこだわった高機能性をうたったものもありますが、どれでも花粉量を3～6割減らす効果はあります。

ここでは、市販のマスクの内側にガーゼとコットンを当てた「インナーマスク」をご紹介しましょう。環境省ではこのマスクの付け方で、99％の花粉が除去できるとしています。

市販の不織布マスクで

花粉99%除去のインナーマスクを作ろう

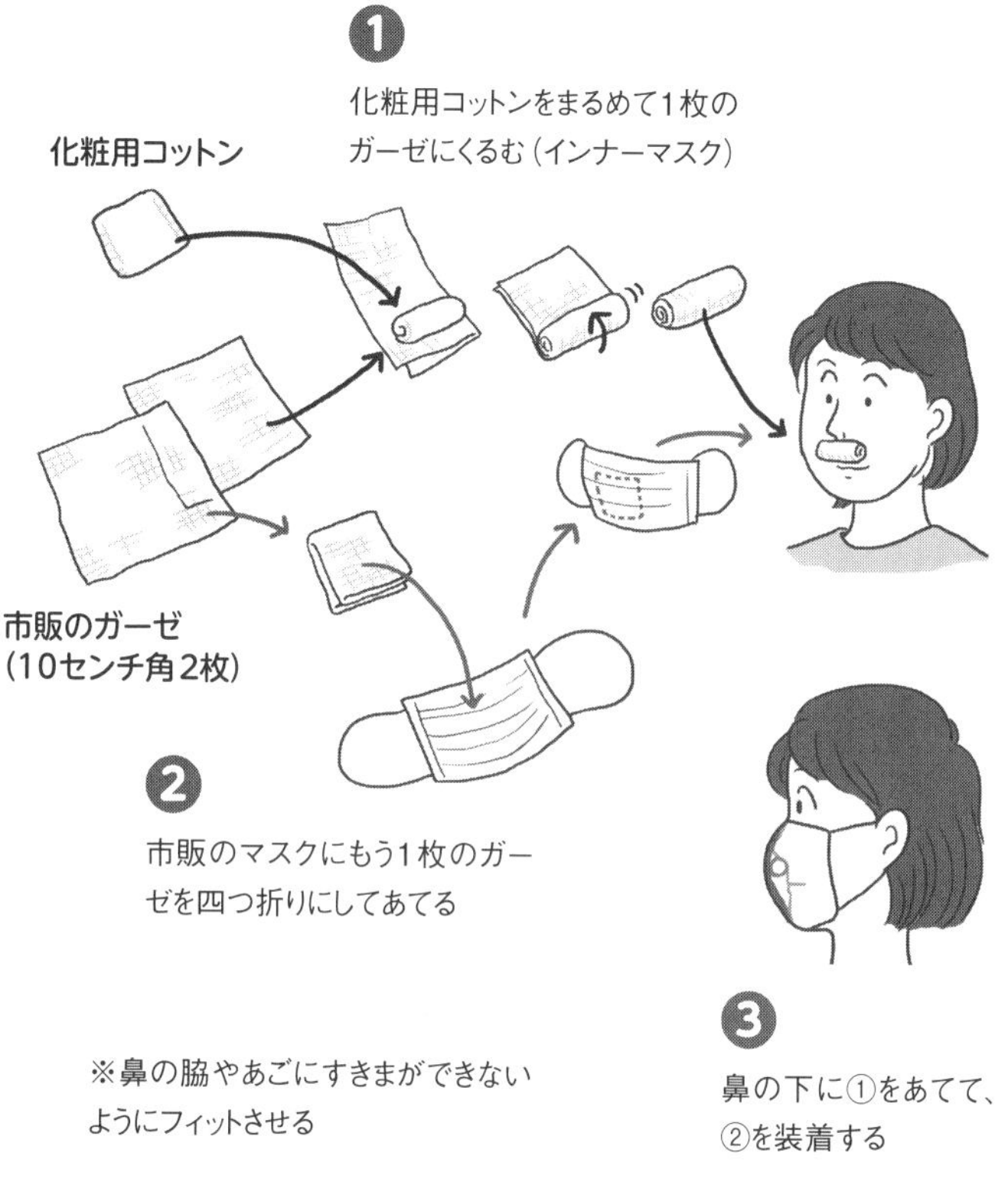

1
化粧用コットンをまるめて1枚のガーゼにくるむ（インナーマスク）
化粧用コットン
市販のガーゼ（10センチ角2枚）
2
市販のマスクにもう1枚のガーゼを四つ折りにしてあてる
※鼻の脇やあごにすきまができないようにフィットさせる
3
鼻の下に①をあてて、②を装着する

※参考「花粉症環境保健マニュアル」2014　環境省

つけてみて息苦しいときは、コットンの厚みを半分にしてもいいですが、その前に姿勢をよくしてみてください。肩の力を抜き、胸を開いてほんの少しあごを上向けると、鼻からの呼吸が気管を通りやすくなります。

減感作療法（舌下免疫療法）のすすめ

花粉症の根本治療として「減感作療法」があります。花粉症の原因物質である花粉を、ごく少量ずつ体内に入れることで体質改善を図り、アレルギー反応を起こさせなくするのです。

これには、月に1〜2回注射を受ける方法とアレルゲンのエキスの液体を毎日1回、舌の下に数滴落とす「舌下免疫療法」があります。２０１８年6月、スギ花粉症の舌下免疫療法に錠剤も発売されました。

舌下免疫療法は、注射療法に比べてアナフィラキシーなどの副作用の起こるリスクが低く、痛みもないので12歳以上のお子さんでも受けることができます。

現在は、スギ花粉とダニアレルギーの舌下免疫療法が保険適用で受けられるように

なっています。

花粉症の舌下免疫療法は、花粉が飛んでいない時期の6〜11月に開始し、3〜5年続けて寛解（症状が出なくなること）を目指します。

私のクリニックではこの治療を受けた8割の患者さんが「症状が楽になった」とおっしゃり、そのうちの2割は「完治した（全く出なくなった）」と話してくださいます。

果物による口腔アレルギーにも注意を

なお、花粉症のある人は果物や野菜によるアレルギーにも要注意です。花粉と似た抗原性（共通抗原性）を持つ果物や野菜があることがわかってきました。

たとえば、**スギ花粉との共通抗原性を持つのはトマトです。**トマトを食べるとたんぱく構造が似たスギが侵入してきたと口の中で誤認識し、免疫が働いて口の中が攻撃されるため、かゆみを感じるのです。

すべてのスギ花粉アレルギーの人がトマトを食べられないわけではありませんが、食べて口のまわりにかゆみや腫れを感じるときは、避けたほうがいいでしょう。

口腔アレルギーのある果物・野菜

シラカンバ ハンノキ	バラ科（リンゴ、モモ、西洋ナシ、サクランボなど） セリ科（セロリなど）、ジャガイモ、ヘーゼルナッツ、マンゴー、 シシトウガラシなど
スギ	トマト
ヨモギ	セロリ、ニンジン、マンゴー、スパイスなど
ブタクサ	メロン、スイカ、ズッキーニ、バナナなど
イネ科	メロン、スイカ、トマト、ジャガイモ、キウイ、ピーナッツなど

※参考
「鼻アレルギー診療ガイドライン―通年性鼻炎と花粉症―2016年度版（改訂第8版）」
「食物アレルギー診療ガイドライン2016」

また、ハンノキ花粉ではリンゴ、モモなど。ブタクサ花粉は、スイカ、メロン、ズッキーニ、バナナに同じ抗原があることがわかっています。

口腔アレルギー症候群は、口腔内や口のまわりのかゆみや腫れなどの局所症状がほとんどですが、まれに呼吸困難やアナフィラキシーの報告もあります。

花粉症の症状があったら「春の花粉症だからスギ花粉」と決めつけずに、採血によるアレルギー検査を受けて、何の花粉症か？　を調べておくのもよいでしょう。食物アレルギー対策にも役立ちます。

アレルギー検査は保険適用になりますが、検査項目の数によって金額が異なります。

「ジャバラ」のナリルチンがアレルギーを抑制する

一方、スギ花粉症の症状改善に有効な果物もあります。

ジャバラは、和歌山県北山村の特産品のかんきつ類で、ユズ、カボス、スダチ、シークワーサーなど「香酸柑橘《かんきつ》」というグループに属する果物です。果実を食べるミカンやオレンジなどに対して小粒で酸っぱく、香りの高いのが特徴です。

ジャバラの花粉症の症状抑制効果は、大阪薬科大学などの研究でわかってきました。花粉症患者にジャバラの果汁を2週間程度飲んでもらったところ、くしゃみや鼻水などの症状が軽減したという報告が、大阪薬科大学や岐阜大学医学部により行われています。

ジャバラの何が他の果物と違うのでしょうか。

ジャバラにはナリルチンというフラボノイド成分が他のかんきつ類の7~27倍含まれており、さらに果皮には果肉の6倍も含まれています。これがアレルギーの症状を悪化させるヒスタミンの放出を抑える働きがあるのではないかと考えられています。

ジャバラは、生の果物としてはほとんど出回っていませんが、果汁を使った飲料水や果汁100%エキスなどの商品が市販されています。私は、花粉症の始まる時期には、ジャバラジャムをヨーグルトに混ぜて食べています。

「夏」＝カビ対策　呼吸しやすく、カラダを老けさせない家

梅雨を迎えると、湿気が気になる季節の到来です。

この時期、気になるのがカビの存在。浴室の黒カビは見た目に汚く目立ちますが、気づかぬうちに家の中に蔓延し、吸いこむことで命を脅かす危険のあるカビもあります。

「夏になるとせきが出て、治療を受けているのにぶり返す」「家にいると息苦しさやせきの症状が出る」「旅行や出張で、数日家を離れると軽くなる」というときは、家に生息するカビによる肺炎なのかもしれません。

肺炎で入院し、退院して家に戻るとまたひどくなるという場合、私は原因究明に「お宅訪問」をさせていただきます。すると見つかるのが「トリコスポロン」という白や黄色のカビです。

このカビが好んで繁殖するのは、「木」です。浴室や脱衣所、洗濯機置き場、日当たりの悪い勝手口などの木枠が湿気で腐ってボロボロになっているところにとりつい

ています。

水回りによく出る黒いカビより目立ちにくいのですが、胞子がとても小さいためにふわふわと家の中全体を浮遊します。この胞子を呼吸とともに吸いこむと、肺胞の中まで入りこむのです。

トリコスポロンを肺に吸いこむと、数時間後にせきやたん、発熱、呼吸困難などの症状が現れます。

これが「夏型過敏性肺炎」の初期症状です。抗生物質では治らず、何度もぶり返すうちに慢性化し、命にかかわる危険も出てきます。

風通しの悪い木造家屋、マンションの3階以下に繁殖

トリコスポロンは、「木」だけではなくカーペットの裏や畳の裏、台所のシンクの下、雨漏りや床下浸水した場所の壁紙の裏などに、いつの間にか繁殖しています。汗を吸った枕などの寝具にも繁殖した報告があります。

風通しの悪い木造家屋の1階部分や、マンションなら3階以下で、トリコスポロン

の繁殖は起こります。同じ築年数の家でも、3階以上では湿気が少ないせいかほとんど起こりません。

そして、トリコスポロンによる夏型過敏性肺炎を発症しやすいのは、在宅時間の長い主婦や高齢者なのです。

ずっと同じ家に住んでいて、「夏だけよく風邪をひく」「夏風邪が長びく」という状態が続いている人も、この肺炎かもしれません。冬の間は治まったように見えていて、暖かくなるとぶり返しているのです。

夏型過敏性肺炎はこれまでは、梅雨のない北海道や夏の短い東北地方ではあまり見られないものでした。

現在では気候の変化や気密性の高いマンションが増えたこともあって、どこでも、そして夏以外でも起こる危険性があります。実際に、私のクリニックの患者さんの中でも12月や1月に発症した方がいらっしゃいました。

トリコスポロンは腐木《ふぼく》の中まで入りこんでいるので、表面だけを拭き取っても除くことはできません。繁殖がわかったら、リフォームなどを行って腐木そのものを撤去する必要があります。

カビの生えやすい場所はここ！

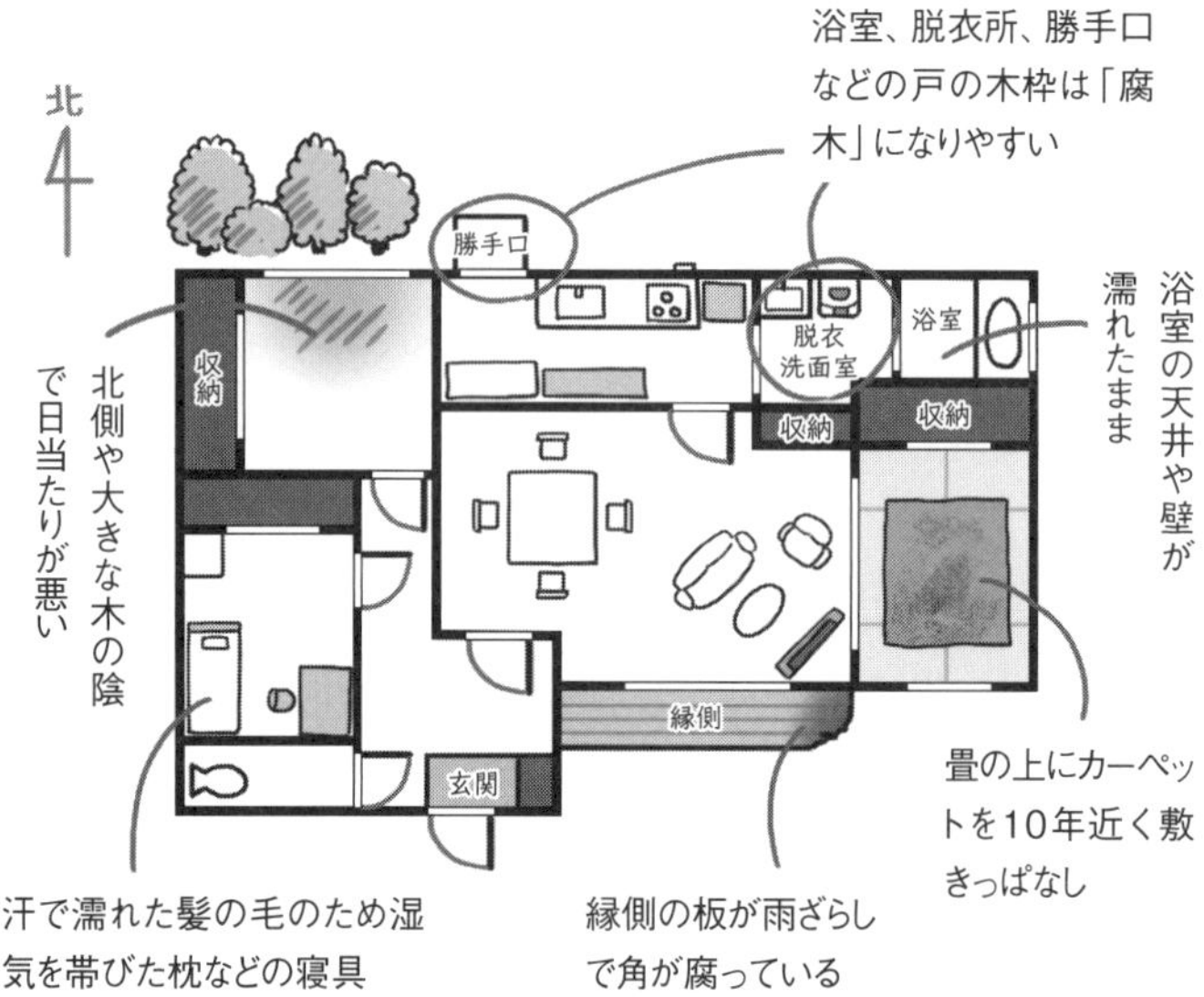

こんな家は要注意

- 築20年以上の戸建て
- マンションの3階以下
- 雨漏りや床下浸水を生じたことがある

窓際の黒カビ、カーペットの裏のカビにも注意を

日本の夏は高温多湿が特徴です。湿度60％を超す日が続き、掃除を怠るとあっという間にカビが生え、ダニも発生しやすくなります。

窓枠などが黒く汚れたようになるのは、ほとんどがクロカワカビ（クラドスポリウム）というカビの種類です。

放置すると周辺のカーテンなどにも取り付いて真っ黒にしてしまいます。**家の中ではありふれたカビですが、ぜんそくやアレルギー性鼻炎の原因になることもあります。**

カビは30度を超えると繁殖しないので、酷暑の真夏よりも気を付けたいのは5～6月と9～10月です。大繁殖させないために、気になるところは早めに取り除いてください。

よい呼吸のできる家にするには、まず日頃からよく換気して湿度を下げる工夫が必要です。日中はエアコンをつけていても、夕方など気温が下がったときには窓を開け家の中に風を通すようにしてください。

天然イ草の畳は吸湿性が高く、空気中のホコリを吸収・付着する能力を持っている

そうです。このため、畳の上にカーペットを敷いているとカビの温床になってしまいます。新しい畳に取り換えたら、何も敷かないのがベストです。

畳のカビは、無水エタノールを吹きかけて乾かしたぞうきんで拭き取ります。**カビを濡れた雑巾で拭き取ると、よけいに胞子が広がってしまうので要注意です。**エタノールを使うときは窓を開け、換気を充分にするようにしてください。

呼吸器内科医、週末は自宅調査するカビ探偵に

私が自宅調査をさせていただくのは、「カビおたく」だからではありません。東京医科歯科大学時代の恩師で、現東京医科歯科大学学長の吉澤靖之先生の教えは、「呼吸器の病気は環境が関係する。原因がわからないときには、住居か職場にヒントがある」というものです。

テレビ番組の取材で普段行っている自宅調査をしたところ、まるで刑事ドラマの謎解きみたいと評していただいたことがあります。

患者さんの自宅に伺い、カビの場所を同定して、リフォームしていただくのですが、

カビが広範囲に繁殖している場合や、慢性化して肺線維症に進展してしまった患者さんでは、転居していただいたこともありました。

過敏性肺炎はカビだけでなく、鳩や野鳥、羽毛などの鳥関連物質でも生じます。これも、現場に行って見なければわかりません。大学病院時代は、関東一円から長野まで、週末を利用して自宅調査にお伺いしたことがあります。

2年前に受診くださった広島県からの患者さんは、県内で4カ所の大病院を受診しても原因不明の間質性肺炎と診断され、呼吸困難が悪化して東京・池袋の当クリニックに来てくださいました。

CTの経過から、慢性夏型過敏性肺炎を疑い、血液検査したところ、トリコスポロンに対する抗体が強陽性だったのです。そこで、日曜日に広島まで自宅調査にお伺いしました。

「ここまでして、もしカビを発見できなかったら?」と自問自答しながら、新幹線に乗車した思い出があります。

結果は、トリコスポロンの多量の繁殖を発見することになり、さっそく患者さんを説得して、翌日、東京医科歯科大学に入院していただいたのです。

15分の送風でエアコン内部をカビさせない

このほか、加湿器の水やエアコン内部のフィルターには「アスペルギルス」というカビが繁殖することがあります。

これはホコリのあるところにはどこにでも生息するカビで、糖尿病やがん治療中など免疫力が低下した方では、重症化しやすい「アスペルギルス肺炎」を起こすリスクがあります。健常な人では病気を引き起こしませんが、アレルギーのある人ではぜんそくの原因になります。

一部のぜんそく患者さんでは、「アレルギー性気管支肺アスペルギルス症」というステロイドとカビの両方の治療が必要な難治化した病態になってしまうこともあります。

よく質問を受ける「エアコンのカビ」は、結露対策のため、冷房を切る前に15分間の送風で内部を乾燥させることが有効であると考えられます。

「秋」＝自律神経を整えて気象病を予防する

まだ暑さの残る9月上旬、呼吸器外来には、ぜんそくの症状により来院する患者さんが多くなります。

秋が1年で一番ぜんそく発作が多く、ぜんそくを発症する人も多い季節であることは、昔から知られています。一日の最高気温と最低気温の差である「寒暖差」が激しく、台風シーズンであることも原因の一つでしょう。

1年のうちで寒暖差が一番大きくなるのは、3〜4月の春先です。ところが**夏から秋にかけての寒暖差のほうが、体にとって大きなストレスです。**

なぜかというと、春はしだいに気温が上がり過ごしやすくなりますが、秋は冬に向かって冷えが強くなっていくからです。

さらに、9月は台風シーズンです。気温や気圧の急激な変化に対して、体は緊張し、そのストレスから自律神経が乱れます。

そこで片頭痛やリウマチの悪化、腰痛などを感じる人が増え、ぜんそくも含め「気象病」と呼ばれています。

モーニングアタックはなぜ起こる

ぜんそくは、最高気温が前日から「3度」下がる（または5時間以内に3度下がる）と、悪化することが報告されています。

さらに、寒暖差により鼻炎が起こりやすくなります。通称「寒暖差アレルギー」、医学用語では「血管運動性鼻炎」というもので、自律神経のバランスが崩れてくしゃみや鼻水、鼻閉などの症状が起こることがわかっています。7度の温度差で寒暖差アレルギーによる鼻炎を生じるという実験データもあります。

寒暖差による鼻炎症状は、中高年の女性に多く起こる傾向があり、アレルゲンによるアレルギーではないので、花粉症のような目のかゆみはありません。

寒暖差がマイナス10度を超えると、「血圧サージ」といわれる血圧の急上昇が起こり、脳卒中、狭心症や心筋梗塞のリスクが増加します。

なお、ぜんそくや鼻炎などアレルギー症状のある人は、朝方、いきなりせきやくしゃみが出てとまらないという経験をしているのではないでしょうか。

睡眠中は副交感神経が優位に働き、体はリラックスモードにおかれています。朝に近づくと「起床の準備」に入り、交感神経のスイッチが入り、体は活動モードになります。

気温や気圧の変化により自律神経が乱れていると、この切り替えがスムーズに行われず、ぜんそくや鼻炎の症状が出やすいのです。

この「モーニングアタック」は、アレルギーの細胞は夜間に活動性が増すことも原因の一つと考えられます。

秋バテを乗り切るには

最近、温暖化での夏バテが厳しいせいか、「夏バテの後に秋バテが来た」とおっしゃる患者さんが増えています。夏バテも秋バテも医学用語ではなく、造語ですが、とても馴染みやすい言葉です。きっと、実感している人が多いからでしょう。

夏バテが暑さに由来するものとすると、秋バテは寒暖差に由来すると考えられます。

寒暖差で自律神経が乱れ、ぜんそくや鼻炎、血圧上昇を生じるだけでなく、倦怠感や食欲不振、不眠も引き起こしてしまうのです。

この時期、冷えから身を守るために、外出時にカーディガンやストールなど羽織るものを持っておくのは効果的です。朝晩は冷えた空気を直接、吸いこまないために、マスクを付けるのもおすすめです。

体を温める食材として、トウガラシやショウガ、血管拡張作用のあるカカオポリフェノールを含んだココアやチョコレートも有効です。

自律神経を整えるには、お風呂はシャワーでなく湯船に浸かること。温かいお湯の中で手足を伸ばし浮力に身を任せていることで、副交感神経が優位となり、気分はしだいにリラックスしてきます。

お湯に浸かることで血液の循環がよくなると、指先や足先の冷えが取れ、代謝もよくなります。

熱すぎるお湯は交感神経を刺激してしまうので、38～40度ぐらいのぬるめのお湯で。あるいは時間のあるときは半身浴をするのもいいでしょう。

寝る1時間前ぐらいの入浴で深い睡眠が取りやすくなり、翌日の目覚めもよくなります。

いつでも、どこでも可能なのが呼吸法です。鼻から吸った深い呼吸、口すぼめ呼吸でゆっくり吐き切った呼吸、2秒で鼻から吸って6〜10秒で口から吐くと、副交感神経が優位なリラックス呼吸となり、自律神経のバランスが整います。

ダニを退治する掃除のコツ

秋は夏に増えたダニの死がいがハウスダストとなって室内を舞い、それを吸入することでぜんそくが悪化します。

室内を人が歩いたときのハウスダストの舞い上がりは、カーペットよりフローリングのほうが多いという報告がありますが、アレルギー学会のガイドラインでは環境整備のポイントとして「カーペットを使用しないことが望ましい。フローリングに張り替える」と記載されています。

アレルゲンを取り除くにはどちらにしてもこまめに掃除することはかかせません。

空気清浄器は、高性能のものでは、ホコリだけでなく花粉、カビ、一部のウイルス、

ＰＭ２・５などを除去することができますが、ダニはやはり掃除機で吸い取るのがもっとも効果的です。

ソファ、カーペット、畳だけでなく、枕、ふとんにもダニは繁殖します。ふとんや柔らかいソファの座面は、専用の掃除機吸込口（アダプター）を使います。

掃除機は、1平方メートルあたり20秒以上かけてていねいにかけると、ふとんやカーペットの中に潜んだダニやダニの死骸を取り除くのに効果があるとされています。

ベッドサイドの空気清浄機は風邪も予防する

空気清浄機は、家庭に1台置くならリビングよりも寝室がおすすめです。

特に、枕元に近いところに置くことで、夜寝ている間に大気中を舞うホコリなどを吸いこむのを防いでくれます。

２０１7年に当クリニックのぜんそくの患者さん50人にご協力をいただき、寝室に空気清浄機を置いてもらうグループと、空気清浄機を使わないグループに分けて1年間の調査を行いました。

すると、空気清浄機のある部屋で寝ていた人たちではぜんそく発作が改善し、時期によっては肺機能の検査数値でも、非常にいい結果が出ていたのです。

さらに、1年間で風邪をひいた回数も異なる傾向があり、空気清浄機はウイルスの排除にも効果的である可能性があります。

人は、1日の3分の1近くを寝て過ごします。起きているときよりも、部屋の低いところに漂うハウスダストを吸いこんでしまいます。

しかも、アレルギーを起こす細胞は「モーニングアタック」や朝方にぜんそくが出やすいように、夜間に活性化される体内リズムを持っているのです。

寝ている間にきれいな空気を吸うことで、ぜんそくや花粉症などアレルギー疾患のある人は症状が改善し、また肺機能を守ることにもなると思われます。

なお、空気清浄機の機能を生かすには、フィルターの交換時期をよく確認してきちんと取り換えることです。汚れの付いたフィルターを使っていると、逆に空気を汚すことにもなりかねません。

第４章

「呼吸力」で自律神経を整えれば、心もカラダもずっと老けない

息苦しさの解消にマインドフルネスを取り入れる

呼吸は心や体と深くつながっています。

春は、新しい環境で人間関係を構築する出会いの季節です。

「五月病」という言葉がありますが、その緊張感はときにストレスになり、イライラや落ち込みが起きやすくなります。

ストレスからうまく解放されないでいると、うつ病の原因にもなります。

また、春や秋は朝晩の寒暖差が大きいため、自律神経のバランスが崩れやすい時季でもあります。

呼吸器内科の外来には、冬場は風邪やインフルエンザの患者さんが多いのですが、春や秋にはぜんそくの患者さんが増え、同時に「空気が薄く感じて苦しい」という訴えの患者さんがよく来られます。

肺機能やレントゲン検査でも異常がない場合、まず、外来診察室の中でいっしょに呼吸法を行います。そうして呼吸数を減らしていくと、少しずつ落ち着いてくるのです。

「イライラ、ドキドキを感じたらまず深呼吸」と言いますが、どんなペースで呼吸すればいいのでしょう。パニック時には、深く吸いこみ過ぎたら、逆に「過呼吸」になるのでは？　と心配する人もいるかもしれません。

最終章では、呼吸を意識的に行う「呼吸法」とマインドフルネスについてお話ししましょう。

呼吸で自律神経を整える

パニック発作で起こりやすい過呼吸とは、呼吸回数が多過ぎて体内に酸素が増え、二酸化炭素が排出され過ぎるものです。

血液中の酸性・アルカリ性のバランスやミネラルバランスに影響し、手足のしびれやひどい場合は失神することもあります。この症状を何度も繰り返し、生活に支障が出ているときは、精神科や心療内科での治療が必要です。

一方、いつも背中を丸め、悪い姿勢でいるために呼吸筋がうまく動かずに呼吸が浅くなっている場合もあります。

すると一度の呼吸で吸える酸素の量が減り、呼吸数が増えてしまいます。呼吸数が増えると二酸化炭素はどんどん排出されます。結果的に、過呼吸と同じ状態が起こるのです。

本来、呼吸は脳の呼吸中枢が自動的に調整しています。

しかし、強い緊張やストレス、疲労などでよい呼吸ができなくなったら、「意図的な呼吸」で修正していく必要があります。それが「呼吸法」です。大脳から延髄の呼吸中枢に「深い呼吸にしなさい」と命令するのです。心臓や胃、肝臓などの内臓は、自分の意思で動かすことはできません。五臓六腑の中で、肺だけは、呼吸法によって意識的に動かすことができるのです。

56ページのストレッチで呼吸筋を伸ばしながら、2秒で吸って4秒で口から吐く「1対2」の呼吸法を行いましょう。うまく吐けないときは、口から細く長く吐く「口すぼめ呼吸」が役立ちます。

次第に副交感神経が優位になり、全身がリラックスしてきます。

血液の流れもよくなり、脳内神経伝達物質のセロトニンが分泌されてパニックの予防にもなります。

疲れやストレスでなかなか眠つけないときも、「1対2」の呼吸をやってみてください。

呼吸が気になるとき、心も疲れているかも

マインドフルネスとは、瞑想の代名詞ではなく心の状態を表しています。「今、目の前にあることに集中している状態」といえばよいでしょうか。反対の意味を示すのが「マインドワンダリング」で、これは「心ここにあらず」という意味になります。

マインドフルネスがこれほど知られるようになったきっかけとして、ハーバード大学の行った有名な研究があります。この研究では、80カ国2000人もの被験者に対し、スマートフォンを使っていくつかの質問を行いました。

被験者には、まず次のメッセージが送られました。

「今、あなたは何をしていますか」

ランチをしていた、学校で授業を受けている、仕事の打ち合わせ中、家でテレビを

見ていたなどさまざまな人がいて、用意された22の回答項目の中から自分に合うものを選んで報告します。すると次にこんなメッセージが送られます。

「そのとき、あなたは何を考えていましたか」

すると、**今していることと、別のことを考えていた人が非常に多いということがわかったのです。**

つまりこれは、「心ここにあらず＝マインドワンダリング」の状態です。

ハーバード大学のこの研究によれば、人は活動中の約47％もの時間を、目の前のことではなく別のことを考えて、つまり「うわのそら」で過ごしているのだそうです。

実はこの研究では、最初に今の幸福度について尋ねています。すると、うわのそらだった人よりも、**目の前のことに集中していた人、つまりマインドフルネスの状態にある人のほうが、幸福感が高いことがわかったのです。**

マインドフルネスでいるのは難しい

目の前のことに集中するというのは、簡単そうでなかなか難しいことです。

たとえば、コーヒー好きな人がコーヒーを飲むのは、その豊かな味と香りを味わうためですよね。でも、実際には人との打ち合わせの中で飲むコーヒータイムなど、味わってはいられないようなときもあります。

私もコーヒーが好きですし、コーヒーは気管支を広げてぜんそく予防の効果もあるので、仕事中にもよく飲みます。でも、飲みながら「あの患者さんの検査結果はどうだったかな」などと他のことを考えていることが日常です。そして、コーヒーの味をちゃんと味わっているかというと、そうでもないということに気づかされます。

「そんなこと、私だっていつものことですよ」

という人も多いでしょう。

ただ、**常に、今していることと別のことを考え、「うわのそら」でいることが多いなら、それはやはり心が晴れていない状態だろうと思います。**

せっかくおいしいデザートを目の前にしても、あるいはのどかな温泉地に出かけてゆったりとお湯に浸かっていても、心の中で考えているのは以前、誰かに言われた嫌なことだったり、お金のことやこれから先の仕事のことだったりすれば、今のすばらしさを味わえないのは当然です。

ハーバード大学の出した「マインドワンダリングの状態では、幸福感が低い人が多い」という調査結果そのものです。

そういうとき、人は猫背になり、うつむきがちになっているかもしれません。**呼吸がしにくいので息苦しいし、内臓が圧迫されて胃の調子も悪くなります。**肩が凝って頭が重くなり、倦怠感で何もしたくないとなると、その悩みを解決する元気もなくなってしまいます。

息苦しい社会だからこそ、よい呼吸を大切に

マインドフルネスのそもそものルーツは、2600年前（紀元前5世紀頃）のブッダ（仏陀）の教えの中の「八正道《はっしょうどう》」にあるといいます。

「八正道」は、悟りを開いたブッダが最初に弟子たちへ伝えた説法の一つです。その7番目にある「正念」が、まさにそれです。「正しく意識する」という意味で、「ただ目の前のことに集中する状態」とまったく同じなのです。

日本の仏教の中でも、禅宗では坐禅《ざぜん》や、掃除、落ち葉掃きなどの作務《さむ》、食事、入浴

など生活のすべてにおいて、その意義をいちいち問うのではなく黙々とそれに集中することが重要とされ、そのままそのことが「修行」となっています。

現代社会では、「それが何の役に立つのか」ということばかり考えられ、そのためにムダを省き、効率的に行動することが重視され過ぎているところがあります。

ムダなことをすべて排除しようとするのは、まさに息苦しい社会なのです。そうした中で、あらためてマインドフルネスのような形で、「ゆったりした気持ちで、今を味わう」「自分の感覚を確認する」ということが大切にされてきているのでしょう。

細かい解釈はさまざまですが、マインドフルネスは、ビジネスでは能力開発プログラムに応用され、２００９年にGoogleが取り入れたのをきっかけに世界に広まりました。

また、マインドフルネスの効用は脳科学による裏付けも行われ、医療分野ではストレス低減法やうつ病のための認知療法の一つとして取り入れられています。

ここでは、呼吸法を生活に取り入れる一つの方法として、マインドフルネスの「呼吸瞑想」のやり方を紹介いたします。

マインドフルネスな呼吸を日常に取り入れよう

マインドフルネスで最初に行うトレーニングが「呼吸法」です。

普段、意識していない呼吸に目を向けることで、余計なことを考えずに「今」を感じるマインドフルな状態を作っていきます。これが「呼吸瞑想」になります。

猫背になっていたら背中を立てて、2秒で吸って4秒で吐く「1対2」の呼吸法を行いましょう。

姿勢をよくするのに、第1章でMIZUKI先生に教わった「腕をまっすぐ上にあげて、ストンと落とす」という動きは役に立ちます。

うまく呼吸に集中できないときは、口から細く長く吐く「口すぼめ呼吸」が役立ちます。

2秒で吸って5秒、6秒、7秒、8秒と吐く時間を伸ばしていくことを意識してみてください。

●呼吸瞑想はこんなときに

1　朝起きたらカーテンを開け、朝の光を浴びながら
2　電車の中でイライラや疲労感を感じたら
3　ランチの行き帰りや仕事終わりに歩きながら
4　寝る前にゆったりしたパジャマに着替えて

遠くをぼんやり見ると気持ちが落ち着く

呼吸をしながら、「息を吸っている」「吐いている」ことを考えるようにすると、その間はよけいな心配事をしないですみます。

目をつぶってもいいのですが、むしろ自分の中の雑念をズームアップしてしまうかもしれません。少し遠くのものをぼんやり見るようにしてもいいのです。

目の焦点を合わせないでいると、目の筋肉（毛様体筋）の緊張がほぐれ、リラック

スします。

ゆったり呼吸しながら花びんにさした一輪の花をながめたり、観葉植物の葉っぱの1枚1枚を眺めたり、窓際のカーテンのゆれを眺めたりするのも、マインドフルネスです。

花びらや葉っぱの色や形、葉脈がどうなっているか、一つの枝にどのように付いているか、「あ、今動いた」などと感じることは、まさに「今起きていることに注目」しているのです。

でも、どうやっても何かを考えてしまうときはあるものです。それを打ち消そうとしても難しいし、そこで「失敗だ」と思うことはありません。

「こういう雑念もあるのだな」

「私にとって、これがストレスなのだ」

と、少し遠くの観客席から眺めているような気持ちで見るのもいいでしょう。マインドフルネスな状態に近づくきっかけになります。

歩くこと・体を動かすことも瞑想

歩くことは気分を切り替え、ネガティブな感情から離れる機会を作ってくれます。**筋トレや有酸素運動という目的を持ったウオーキングではなく、ただ歩くのです。**左右の足の動きや、シューズの底で地面のでこぼこを感じたり、季節の流れを実感するような「歩き」がマインドフルネスです。

禅宗の修行では「経行《きんひん》」という歩く瞑想を行うそうです。道場のような狭い空間を、ゆっくりと歩いて端から端まで行ったり来たりしながら、畳を踏む足の裏の感覚に集中するのです。

坐禅の後に足のしびれをとるために行っているストレッチの一つでもあると言いますが、これはまさに、自宅でできるマインドフルな歩行瞑想です。

家の中で、裸足で廊下やリビングのこたつのまわりなどをゆっくりと回るだけでもいいのです。

「足の感覚に集中する」をうまく体感するには、すたすた歩かないことです。「経行」では「一息半歩《いっそくはんぽ》」といって、一呼吸する間に半歩だけ進むといいます。それほどゆっくり歩きながら、足裏のかかとを床につけ、指の先まで床に降りていく感覚を意識します。次の一歩を踏み出すために、かかとをゆっくりと離す瞬間まで、じっくりと感じ、味わいます。

家の中で座っていることの多い人は、歩くことで血流もよくなります。このようにして感覚を研ぎ澄ますことで、新たなひらめきやこれまでになかった「何か」を感じるかもしれない。

それもまた感性が若返っているということです。

あとがきにかえて

〝健康寿命を延ばす〟という言葉が、さまざまなところで聞かれるようになりました。生涯寿命が100歳時代を迎えようとしている現在、寝たきりで過ごすのではなく、〝健康で長生き〟ということがキーワードです。

フィットネスクラブに通う高齢者が増えておりますが、フィットネスクラブは楽しくないとなかなか続かないものです。マシンでの筋トレやルームランナーなどが楽しければいいのですが、つら過ぎる運動は長続きしません。

その点、呼吸法および姿勢、歩き方は毎日何気なく生活している中で、少し意識していただくだけで実行可能です。呼吸を変えるだけで代謝が上がり、5歳若返るのです。呼吸法および姿勢や歩き方の改善で、ぽっこりおなかは解消し、憧れの腹筋も近づいてくるのです。

私たちの同窓会での話題も、病気や健康に関することが多くなってまいりました。メタボやぽっこりおなかも、いつも話題になります。呼吸で5歳若返れば、せきぜんそくや誤嚥性肺炎をはじめ、さまざまな病気を予防でき、健康寿命および生涯寿命の延長を手に入れられます。頑張って運動して健康を手に入れる前に、ご自宅で毎日できることを紹介させていただきましたので、参考にしていただければ幸いです。

刊行にあたっては、ウオーキング・スペシャリストのＭＩＺＵＫＩ様、毎日新聞出版の書籍担当の五十嵐麻子様、「私のまいにち」前編集長の藤後野里子様、ライターの南雲つぐみ様をはじめ、当クリニックの関係者からも多くの力を貸していただきました。

この場を借りて、深謝申し上げます。

私たち医師は目の前の患者さんを助けようと努力いたします。一方で、テレビや書籍、新聞、雑誌などのメディアは、多くの情報を困った患者さんに届けてくださり、今までもメディア発信のおかげで助かった生命は多数あります。

この本が、ひとりでも多くの高齢者とそのご家族、やがて高齢になっていく皆様の手元に届き、呼吸を変えて５歳の若返りに成功していただければ幸いです。

２０１９年初春

池袋大谷クリニック院長　大谷義夫

おもな参考資料

Butland BK, Fehily AM, Elwood PC.
Diet, lung function, and lung function decline in a cohort of 2512 middle aged men. Thorax 2000;55:102-108.

Garcia-Larsen V, Potts JF, Omenaas E, Heinrich J, et al.
Dietary antioxidants and 10-year lung function decline in adults from the ECRHS survey.
Eur Respir J. 2017 21;50(6). pii: 1602286. doi: 10.1183/13993003.02286-2016. Print 2017 Dec.

Li Z, Rava M, Bédard A, et al.
Cured meat intake is associated with worsening asthma symptoms.
Thorax. 2017 Mar;72(3):206-212. doi: 10.1136/thoraxjnl-2016-208375. Epub 2016 Dec 20.

de Batlle J, Mendez M, Romieu I, et al.
Cured meat consumption increases risk of readmission in COPD patients.
Eur Respir J. 2012 Sep;40: 555-560.

Lv J, Qi L, Yu C, et al.
Consumption of spicy foods and total and cause specific mortality: population based cohort study.
BMJ. 2015 Aug 4;351:h3942. doi: 10.1136/bmj.h3942.

Pagano R, Negri E, Decarli A, et al.
Coffee drinking and prevalence of bronchial asthma.
Chest. 1988;94:386-389.

Park M, Yamada H, Matsushita K, et al.
Green tea consumption is inversely associated with the incidence of influenza infection among schoolchildren in a tea plantation area of Japan.
J Nutr. 2011 ;141:1862-1870.

Yamada H, Takuma N, Daimon T,et al.
Gargling with tea catechin extracts for the prevention of influenza infection in elderly nursing home residents: a prospective clinical study.
J Altern Complement Med. 2006; 12:669-672.

Ohtani Y, Ochi J, Mitaka K, et al. Chronic summer-type hypersensitivity pneumonitis initially misdiagnosed as idiopathic interstitial pneumonia. Intern Med. 2008; 47:857-862.

Ohtani Y, Saiki S, Kitaichi M, et al.
Chronic bird fancier's lung: histopathological and clinical correlation. An application of the 2002 ATS/ERS consensus classification of the idiopathic interstitial pneumonias. Thorax. 2005 Aug;60:665-671.

Rennard BO, Ertl RF, Gossman GL,et al.
Chicken soup inhibits neutrophil chemotaxis in vitro. Chest. 2000 Oct;118:1150-1157.

Ayazi P, Mahyar A, Yousef-Zanjani M, Allami A,et al
Comparison of the Effect of Two Kinds of Iranian Honey and Diphenhydramine on Nocturnal Cough and the Sleep Quality in Coughing Children and Their Parents.
PLoS One. 2017 Jan 19;12(1):e0170277. doi: 10.1371/journal.pone.0170277. eCollection 2017.

Cohen HA, Rozen J, Kristal H, et al.
Effect of honey on nocturnal cough and sleep quality: a double-blind, randomized, placebo-controlled study.
Pediatrics. 2012;130: 465-471.

Raeessi MA, Aslani J, Raeessi N, et al.
Honey plus coffee versus systemic steroid in the treatment of persistent post-infectious cough: a randomised controlled trial.
Prim Care Respir J. 2013;22: 325-330.

Shadkam MN, Mozaffari-Khosravi H, Mozayan MR.
A comparison of the effect of honey, dextromethorphan, and diphenhydramine on nightly cough and sleep quality in children and their parents.
J Altern Complement Med. 2010; 16:787-793.

Paul IM, Beiler J, McMonagle A, Shaffer ML, et al.
Effect of honey, dextromethorphan, and no treatment on nocturnal cough and sleep quality for coughing children and their parents.
Arch Pediatr Adolesc Med. 2007;161 :1140-1146.

Adachi M, Ishihara K, Abe S,et al.
Professional oral health care by dental hygienists reduced respiratory infections in elderly persons requiring nursing care.
Int J Dent Hyg. 2007 May;5:69-74.

Urashima M, Segawa T, Okazaki M, et al.
Randomized trial of vitamin D supplementation to prevent seasonal influenza A in schoolchildren.
Am J Clin Nutr. 2010 ;91:1255-1260.

Martineau AR, Jolliffe DA, Hooper RL, et al.
Vitamin D supplementation to prevent acute respiratory tract infections: systematic review and meta-analysis of individual participant data. BMJ. 2017 Feb 15;356:i6583. doi: 10.1136/bmj.i6583.

Fukuchi Y, Nishimura M, Ichinose M, et al.
COPD in Japan: the Nippon COPD Epidemiology study.
Respirology. 2004; 9 :458-465.

Bean B, Moore BM, Sterner B, et al.
Survival of influenza viruses on environmental surfaces.
J Infect Dis. 1982; 146 :47-51.

Yan J, Grantham M, Pantelic J, et al.
Infectious virus in exhaled breath of symptomatic seasonal influenza cases from a college community.
Proc Natl Acad Sci U S A. 2018; 30; 115:1081-1086.

Kormuth KA, Lin K, Prussin AJ, et al.
Influenza Virus Infectivity Is Retained in Aerosols and Droplets Independent of Relative Humidity. J Infect Dis 2018; 24;218; 739-747.

Patel AV, Maliniak ML, Rees-Punia E,et al.
Prolonged Leisure Time Spent Sitting in Relation to Cause-Specific Mortality in a Large US Cohort.
Am J Epidemiol. 2018;187; 2151-2158.

稲瀬直彦、吉澤靖之
COPDと習慣　日本胸部臨床2007；66（12）：1025-1030

谷真理子、岸本良美、近藤和雄
ココア、チョコレートと高血圧・循環器病
血圧 2010；17：692-696

大類孝、海老原覚、海老原孝枝ほか
誤嚥性肺炎予防の新戦略
呼吸　2009；28：250-254

湊口信也、大野康、舟口祝彦ほか
スギ花粉症の症状とQOLに対する「じゃばら」果汁の効果
臨床免疫・アレルギー科　2008；50：360-364

鼻アレルギー診療ガイドライン―通年性鼻炎と花粉症―〈2016年度版〉
鼻アレルギー診療ガイドライン作成委員会　ライフサイエンス社

食物アレルギー診療ガイドライン 2016
海老澤元宏、伊藤浩明、藤澤隆夫
日本小児アレルギー学会食物アレルギー委員会 協和企画

成人肺炎診療ガイドライン 2017
日本呼吸器学会成人肺炎診療ガイドライン 2017作成委員会編集

胃食道逆流症（GERD）診療ガイドライン 2015改訂第2版
日本消化器病学会　南江堂編集

図解生理学　第２版
医学書院　中野昭一編集

矢野邦夫
「ねころんで読めるCDCガイドライン」　メディカ出版

川野泰周
「ぷち瞑想習慣～思いついたら始められる心の切り替え方」　清流出版

海老原覚
嚥下障害のリハビリテーション　日本老年医学会雑誌　2015;52:314-32　日本老年医学会

特集：サルコペニアとロコモ「Loco Cure（ロコキュア）Vol.2　NO.3　2016」　先端医学社

川野泰周
「マインドフルネス実践講座１・２」　株式会社キャリアカレッジジャパン

花粉症環境保健マニュアル 2014年改訂版（環境省）

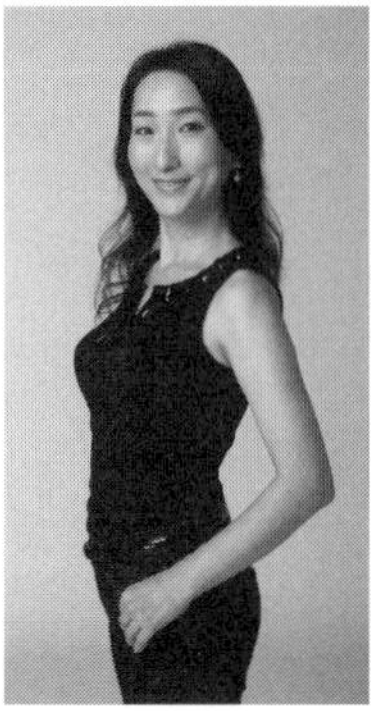

MIZUKI（みずき）

MIZUKI WALK主催
ウォーキング・スペシャリスト

- デューク更家式　ウォーキング・スタイリスト（2005～2011）
- ICBインターナショナル（ミス・インターナショナル日本代表公式トレーナー）公認ウォーキング・インストラクター
- 一般財団法人　日本コア・コンディショニング協会（JCCA）ベーシックインストラクター、コアフォース・トレーナー
- 一般社団法人　ぴんしゃんウォーキング協会　ウォークニスト

長崎県佐世保市出身、横浜市在住。外資系半導体企業勤務などを経たのち、ストレスによる不眠症をきっかけにウオーキングに出会う。

2005年デューク更家氏に師事。更家氏が直接指導するスクールにて、アシスタントを約5年間務める。

2011年独立後は、モデルウオーキングやエクササイズ指導の資格も取得。エクササイズや健康ウオーキングの指導からモデルウオーキングの指導まで、幅広く活動している。


このたびは大谷義夫先生のご著書に協力させていただき、大変光栄です。正しい呼吸法と姿勢・歩き方で、いつまでも健康で元気よく過ごせる体をつくりましょう！（MIZUKI）

＊お問い合わせ先
個人向けのプライベートレッスンから企業、団体への出張レッスンまで、幅広く受け付けています。
公式ホームページ　https://www.mizuki-walk.com/
E-mail: mizuki81@mac.com

本書は毎日新聞購読者向けマガジン「私のまいにち」連載（2018年1月号～2018年12月号）『「呼吸」で若返る！』を書籍化にあたり加筆・訂正・改題しまとめたものです。

大谷義夫（おおたに・よしお）
1963（昭和38）年東京都生まれ。池袋大谷クリニック院長。医学博士、日本呼吸器学会呼吸器専門医・指導医。日本アレルギー学会専門医・指導医。日本内科学会総合内科専門医・指導医。群馬大学医学部卒業後、九段坂病院内科医長、東京医科歯科大学呼吸器内科医局長、同大学呼吸器内科兼任睡眠制御学講座准教授、米国ミシガン大学留学などを経て、2009（平成21）年に現クリニックを開院。著書に『長生きしたければのどを鍛えなさい』（SBクリエイティブ）、『マスクつけるだけダイエット』（扶桑社）など多数ある。

「呼吸力《こきゅうりょく》」でマイナス5歳《さい》
見《み》た目《め》も中身《なかみ》も若返《わかがえ》る超《ちょう》シンプル健康法《けんこうほう》

印刷　2019年1月10日
発行　2019年1月25日

著者　大谷義夫《おおたによしお》

装丁・デザイン　間野 成
取材協力　MIZUKI
イラスト　土田菜摘
校正　有賀喜久子
撮影　武市公孝／髙橋勝視
編集協力　南雲つぐみ

発行人　黒川昭良
発行所　毎日新聞出版
〒102-0074
東京都千代田区九段南1-6-17　千代田会館5階
営業本部　03-6265-6941
図書第二編集部　03-6265-6746

印刷・製本　光邦

ISBN978-4-620-32564-4